王陇德总主编　　　　健康9元书系列

肿瘤病人手术后吃的学问

主　编

余　震

副主编

谷斌斌

编　者

（以姓氏笔画为序）

王　毅　刘纳新　张培趁　张　蕊

张　宇　李文峰　余　震　谷斌斌

周　素　梅黄伟

金盾出版社

内 容 提 要

无论是健康人还是患者，饮食均衡都是非常重要的。本书分两大部分，其一，肿瘤病人手术后怎么吃，其二，科学认识“饮食与癌”的关系。内容包括，肿瘤病人最该讲究“吃”、得了肿瘤要不要忌口、加强营养会促进肿瘤生长吗、脂肪让我欢喜让我忧、肿瘤病人如何补充蛋白质、肿瘤病人应理性面对“甜蜜的诱惑”、维生素——防治肿瘤好帮手、矿物质——抑瘤与促瘤的双刃剑、植物化学物——隐藏在食物中的抗癌卫士、肿瘤病人不宜盲目进补、远离酒精，及减少肿瘤等。

图书在版编目(CIP)数据

肿瘤病人手术后吃的学问/余震主编．-- 北京 ：金盾出版社，2012．5

（健康 9 元书系列/王陇德总主编）

ISBN 978-7-5082-7631-1

Ⅰ．①肿… Ⅱ．①余… Ⅲ．①肿瘤—食物疗法 Ⅳ．①R247．1

中国版本图书馆 CIP 数据核字(2012)第 081775 号

金盾出版社出版、总发行

北京太平路 5 号(地铁万寿路站往南)

邮政编码：100036 电话：68214039 83219215

传真：68276683 网址：www．jdcbs．cn

封面印刷：北京蓝迪彩色印务有限公司

正文印刷：北京万友印刷有限公司

装订：北京万友印刷有限公司

各地新华书店经销

开本：787×930 1/32 印张：3．25 字数：50 千字

2012 年 5 月第 1 版第 1 次印刷

印数：1～50 000 册 定价：9．00 元

（凡购买金盾出版社的图书，如有缺页、倒页、脱页者，本社发行部负责调换）

编委会

总主编

王陇德

副总主编

胡大一　瞿　佳　洪昭光　向红丁

编　委

（以姓氏笔画为序）

王爱华　向　阳　余　震　张文瑾
张秀华　杨新春　陈　伟　陈肖鸣
陈　浩　姚　鹏　贾福军　郭冀珍
高　珊　麻健丰　薛　延

序

随着经济的发展，时代的进步，医疗卫生水平的提高，我国疾病谱发生了很大变化，预防为主的观念也在变化。过去讲预防为主，主要是预防传染病，因为传染病是当时居民的主要死亡因素。近些年来，虽然传染病得到有效控制，可是脑卒中、冠心病、高血压、糖尿病等慢性病却成为影响居民健康的主要因素。2008 年公布的“我国居民第三次死因抽样调查结果”显示，脑血管病已成为我国国民第一位的死亡原因，死亡率是欧美国家的 4～5 倍、日本的 3.5 倍，甚至高于泰国、印度等发展中国家。《中国心血管病报告 2010》显示，目前全国有高血压患者 2 亿人，成为严重威胁我国人民健康的主要疾病。然而，我国人群高血压的知晓率、治疗率和控制率仅分别为 30.2％、24.7％和 6.1％，仍处于较低水平。高血压不仅是一个独立的疾病，也是脑卒中、冠心病、肾衰竭和眼底病变的主要危险因素。高血压患者还常常伴有糖尿病等慢性疾患。

当前，造成我国国民慢性疾病上升的主要原因有：

不健康的生活方式：除了平均寿命延长以外，另一个主要原因就是长期不健康的生活方式。不健康的生活方式助长了慢性病的高发和威胁。很多人长期大鱼大肉，摄入过多的热能，加之不良的生活习惯，如过量饮酒、吸烟、身体活动不足，导致肥胖、血管硬化等。这些都是慢性疾病的主要危险因素。

健康素养水平较低：人民的健康知识并未随着生活水平的提高而增多。中国健康教育中心(卫生部新闻宣传中心)公布的我国首次居民健康素养调查结果显示，我国居民具备健康素养的总体水平为6.48%，即每100人中仅有不到7人具备健康素养。本次调查就科学健康观、传染病预防、慢性病预防、安全与急救、基本医疗5类健康问题相关素养现状进行了分析。结果表明，慢性病预防素养水平最低，仅为4.66%。

养生保健中的误区：由于健康知识的不足，人们在养生保健中的误区也十分常见，如蛋黄里含有大量的胆固醇，血脂高的人群不能吃蛋黄；水果是零食，可吃可不吃；爬山是中老年人最好的锻炼；闻鸡起舞，中老年人晨练好处多等。这些误区不仅起不到保健的作用，而且可能造成对健康的损害。

由此可见，改变人们不科学的生活方式，提高群众的健康知识水平显得尤其重要。金盾出版社邀我组织编写一套防病治病和养生保健类的科普图书。《健康9元书系列》正是秉承了这一使命，将深奥的医学科学知识转化为通俗易懂的老百姓的语言，将科学的健康知识呈现给大家，正确指导群众的保健行为。《健康9元书系列》共50种，编写此套系列丛书的50余位作者中，既有胡大一、洪昭光、向红丁等一批全国知名的大专家，也有活跃在基层医院临床第一线的中青年专家。他们都拥有扎实的医学理论基础和丰富的临床经验。更为难能可贵的是，他们除了做好自己的医疗、教学和科研工作以外，都热衷于健康科普宣传工作，花费了大量的业余时间编写这套系列丛书。这套系列书从常见病的防治到科学的养生保健方法，从慢性疾病的营养配餐到心理保健，涉及面广，实用性强，让读者看得懂，学得会，用得上。希望通过《健康9元书系列》的出版，为我国民众的健康知识教育和健康水平的提高贡献一份力量。

中华预防医学会会长
中国工程院院士

2012年4月于北京

前言

“医生，我手术后该怎么吃？能不能吃补品啊？”类似这样的问题，我们在日常工作中频繁地听到。肿瘤及肿瘤术后病人的饮食是患者及其家属非常关心且困惑的问题。可以肯定的是，饮食在肿瘤治疗中发挥着极其重要的作用，因为肿瘤病人不仅需要营养物质修复自己受伤的体内组织，还要在康复过程中注意膳食营养与肿瘤的关系。因此，许多发达国家已将营养疗法作为整个肿瘤治疗计划中的一个重要的组成部分。

癌症是一个细胞增殖和凋亡的过程，饮食往往是诱发因素之一。约有三分之一的癌症与饮食有关，合理控制食物成分和改变不良饮食习惯，在防癌中起着至关重要的作用。美国斯坦福癌症研究院的科学家在近30年的调查研究中发现："癌症发生"是体内一项长期的可逆性"工程"，在此"工程"之中，只要摄食品种尽可能多样化且比例均衡，就有可能使整个"癌工程"中断而减少肿瘤的发生。健康饮食要做到营养平衡，比例恰当，改掉固定不变的饮食习惯，做一个食物多样化的"杂食者"。

无论是健康人还是患者，饮食均衡都是非常重要的。这本小册子分两大部分加以阐述，其一，肿瘤病人手术后怎么吃？其二，科学认识"饮食与癌"的关系。本书由专科医生及临床营养师共同执笔，希望可以给您或您的朋友参考和帮助。

余震

一、肿瘤与膳食 ………………………………… (1)
(一)肿瘤病人最该讲究“吃” ……………… (1)
1.得了肿瘤要不要忌口……………………… (1)
2.加强营养会促进肿瘤生长吗……………… (2)
3.脂肪,让我欢喜让我忧 …………………… (3)
4.肿瘤病人如何补充蛋白质………………… (4)
5.肿瘤病人应理性面对“甜蜜的诱惑”……… (5)
6.维生素——防治肿瘤好帮手……………… (7)
7.无机盐——抑瘤与促瘤的双刃剑………… (8)
8.植物化学物——隐藏在食物中的
抗癌卫士 ……………………………… (10)
9.肿瘤病人不宜盲目进补 ………………… (11)
10.远离酒精,减少肿瘤 …………………… (12)
(二)合理营养,为肿瘤治疗保驾护航……… (13)
1.营养不良——肿瘤治疗与康复路上的
拦路虎 ………………………………… (13)
2.肿瘤病人术前就应注意饮食 …………… (14)
3.肿瘤病人术后更不可忽视饮食 ………… (15)
4.癌前病变的饮食调理 …………………… (16)
5.对放、化疗病人要“辨证施食”…………… (18)
6.肿瘤晚期病人的营养治疗 ……………… (20)
(三)肿瘤手术后饮食 ……………………… (22)
1.食管癌术后的饮食宜忌 ………………… (22)
2.为什么说胃癌手术后的饮食要有所讲究 …… (22)
3.胃癌术后的饮食宜忌 …………………… (23)

4.为什么提倡胃癌病人术后要少量多餐及细嚼慢咽 …………………………… (26)
5.胃癌术后什么时候开始进食比较好 …… (27)
6.为什么医生有时反对胃癌病人术后喝牛奶，有时又推荐喝牛奶 ………………… (28)
7.现在都说吃粗粮好,胃癌手术后可以吃吗 ………………………………… (29)
8.胃癌术后饮食需要清淡少油吗 ………… (29)
9.胃癌术后食物打成糊吃好吗 …………… (30)
10.胃癌术后贫血是什么原因,怎么办 …… (31)
11.胃肿瘤切除后为什么会出现缺钙……… (33)
12.胃癌术后需要服用助消化的药物吗…… (34)
13.结肠癌术后饮食宜忌…………………… (34)
14.结肠癌术后什么时候可以进食………… (35)
15.结肠癌术后需要补充鱼油吗…………… (35)
16.人造肛门病人手术后饮食如何过渡…… (36)
17.人造肛门病人术后恢复期饮食上要避免什么………………………… (37)
18.肝脏手术后的食物宜忌………………… (37)
19.肝脏手术后要科学吃“糖”……………… (38)
20.肝癌手术后补充蛋白质多多益善吗…… (38)
21.哪些食物不会加剧血氨的升高………… (39)
22.胰腺癌术后有什么饮食宜忌…………… (39)
23.胰腺癌术后饮食如何过渡……………… (40)
24.多喝豆浆会致乳腺癌吗………………… (40)
25.乳腺癌病人饮食应注意些什么………… (41)
26.脑肿瘤的病人手术后出现食欲大增是否正常……………………………… (42)
27.脑肿瘤术后合并癫痫的饮食指导……… (42)
28.小脑脑干肿瘤术后第一口饭为什么需要医师喂…………………………… (43)

29. 脑肿瘤病人术后鼻饲老是出现腹泻怎么办…………………………… (43)
30. 积极的心态有助于食物消化吸收……… (44)
31. 几种常见肿瘤的术后食谱举例………… (45)
(四)肿瘤病人如何选择常见保健品 ……… (48)
1. 肿瘤病人可以吃蛋白质粉吗 …………… (48)
2. 肿瘤病人可以吃人参类保健品吗 ……… (49)
3. 肿瘤病人可以吃冬虫夏草类保健品吗 … (51)
4. 肿瘤病人可以吃灵芝类保健品吗 ……… (52)
5. 肿瘤病人可以吃蜂王浆类保健品吗 …… (53)
6. 肿瘤病人可以吃蜂胶类保健品吗 ……… (54)
7. 肿瘤病人可以吃大蒜类保健品吗 ……… (55)
8. 肿瘤病人可以吃阿胶类保健品吗 ……… (56)
9. 肿瘤病人可以吃蛤蟆油类保健品吗 …… (57)
10. 肿瘤病人可以吃鱼油类保健品吗……… (58)
11. 肿瘤病人可以吃膳食纤维类保健品吗………………………………… (59)
12. 肿瘤病人可以吃低聚糖保健品吗……… (59)
13. 肿瘤病人可以吃大豆磷脂类保健品吗………………………………… (61)
14. 肿瘤病人可以吃微量营养素类保健品吗………………………………… (62)
二、肿瘤预防与饮食………………………………… (65)
(一)预防肿瘤,从生活点滴做起…………… (65)
1. 世界癌症研究基金会提出的 14 条防癌膳食指南 ………………………………… (65)
2. 远离癌症,务必小心饮水………………… (67)
3. 食用油高温加热、油炸过程与肿瘤的关系 ……………………………… (68)
4. 熏烤食物对肿瘤的影响 ………………… (69)
5. 盐腌制食物对肿瘤的影响 ……………… (70)
6. 饮食是防治癌症的一个关键 …………… (72)

(二)调节免疫,远离肿瘤 …………………… (73)
1.水能载舟,亦能覆舟——免疫与肿瘤 … (73)
2.免疫异常的元凶——营养不均衡 ……… (74)
3.过尤则不及——蛋白质与免疫 ………… (75)
4.什么叫必需脂肪酸,必需脂肪酸分
哪几种 ………………………………… (76)
5.必需脂肪酸与免疫有什么样的关系,哪些食物
富含必需脂肪酸,是否摄入越多越好 …… (77)
6.维生素 A 与免疫的关系,哪些食物富含
维生素 A ……………………………… (79)
7.维生素 E 与免疫的关系,哪些食物富含
维生素 E ……………………………… (80)
8.维生素 C 与免疫的关系,哪些食物富含
维生素 C ……………………………… (81)
9.铁与免疫的关系,哪些食物富含铁……… (82)
10.锌与免疫的关系,哪些食物富含锌 …… (83)
11.硒与免疫的关系,哪些食物富含硒 …… (84)
(三)历史悠久的抗肿瘤食物——药食
同源食物 …………………………… (84)
1.什么叫药食同源,中药与食物有哪些共同
点和不同点 …………………………… (84)
2.什么叫药膳 …………………………… (85)
3.外表朴实,内在丰富——山药…………… (86)
4.良药不再苦口——好吃又有用的山楂 … (87)
5.既降血糖又抗肿瘤——白扁豆 ………… (88)
6.润肺抑癌——百合 ……………………… (89)
7.补血又抗癌——大枣 …………………… (90)
8.粒粒皆精华——莲子 …………………… (91)
9.常食薏苡仁好处多 ……………………… (92)

一、肿瘤与膳食

(一)肿瘤病人最该讲究"吃"

1. 得了肿瘤要不要忌口

许多病人谈"发物"变色，对其一律敬而远之。而事实上，"发物"只是一个民间的说法，并没有得到现代科学的认同。所谓"发物"，是指能使疾病加重或诱使疾病发作的某些食物，如带鱼、鳝鱼、虾、螃蟹、狗肉、羊肉、韭菜、香菜、茴香等，这些"发物"中有些是与过敏性疾病有关，如荨麻疹、哮喘等。但肿瘤并非过敏性疾病，而被许多肿瘤患者拒绝的"发物"多富含优质的蛋白质和维生素，恰恰是帮助他们改善营养状态和提高免疫力的佳品。因此，对肿瘤病人来说，有针对性的忌口是必要的，如油炸、熏烤、腌制食品一定要忌，但盲目忌口不仅没有必要，而且会对身体有害，影响治疗和康复。

小贴士：有些"发物"中的确含有某些促使机体发生过敏反应的物质，如鸭头、鸡蛋等中含有的异体蛋白或某些海产品中含有的组胺，人摄入了这些物质可能会诱发机体变态反应，即通常所说的过敏，而导致原有皮肤病加重或病情迁延，也可能影响手术病人的伤口愈合，因此，有过敏体质的人应当注意。

2. 加强营养会促进肿瘤生长吗

在人身上的肿瘤是靠摄取人体的营养增殖生长的，即使在病程的终末期，病人难以进食时，肿瘤也并不因宿主吃得少而停止生长，且肿瘤细胞的迅速扩张，需要大量的营养物质，其必然与正常组织争夺营养，而在这场争夺战中，正常细胞永远是失败者，所以不进行营养治疗，受损的往往首先是正常细胞和组织器官。肿瘤病人营养不良的发生率远较一般病人高，可造成对肿瘤治疗的耐受性下降，并发症增加。因此，加强营养对提高肿瘤病人对化疗、放疗的耐受性，增加机体的免疫力，改善肿瘤病人的生活质量十分重要。但加强营养绝不等于过分营养，肿瘤病人应避免吃甜食和其他高热能食物，因为热能太高，体内环境有利于癌肿生长。肿瘤细胞分解糖的能力很强，它的生长热能主要靠糖酵解提供，软饮料、饼干、蛋糕、冰激凌，甚至太甜的水果都应尽量少吃。减少高热能食物的摄入，营造一个不利于肿瘤细胞生长的体内环境，对于肿瘤的防治具有积极的意义。

3. 脂肪，让我欢喜让我忧

已有明确资料表明，高脂肪饮食与多种肿瘤的发生有密切的关系。高脂饮食使肠中厌氧菌增多，它可以使胆汁中类固醇形成雌激素，增加乳腺癌的危险性；大肠癌高发区的人们每日摄入的脂肪多在120克以上，远超专家推荐的50克左右；此外，胰腺癌、肺癌、前列腺癌等多种肿瘤均与过多摄入脂肪有关。但应注意的是，脂肪对肿瘤的影响与其脂肪酸构成有关，饱和脂肪酸、动物性脂肪会增加肿瘤的风险，但深海鱼类（如沙丁鱼、鲑鱼、鲭鱼等）中含量丰富的ω-3系不饱和脂肪酸不仅对肿瘤具有预防甚至有治疗作用，还能改善肿瘤病人的营养状况。因此，肿瘤病人不宜多吃红肉（如猪、牛、羊肉），而吃深海鱼类或适当服用鱼油是有益的。

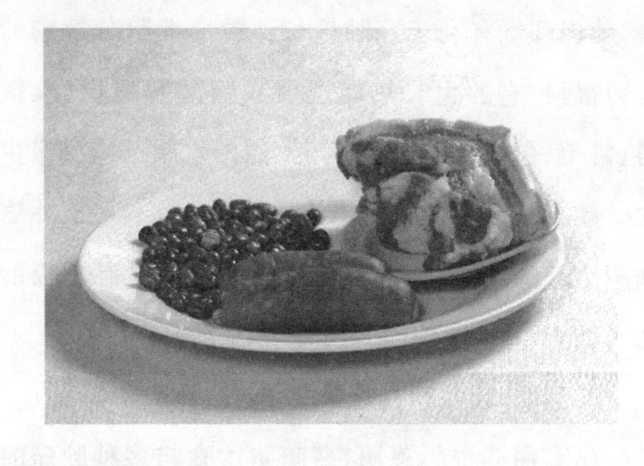

4. 肿瘤病人如何补充蛋白质

肿瘤病人往往机体免疫力低下，营养不良的发生率高。科学合理地补充蛋白质不仅有助于改善肿瘤病人的营养状况，提高免疫力和生活质量，还能限制病人的肌肉分解，保证基础氮平衡，尤其保证和免疫相关的蛋白质的合成。在蛋白质种类上，宜选择质优，脂肪含量低，柔软细腻，好消化的食物作为蛋白质来源，如鱼虾、禽类、蛋类、牛奶及其制品，大豆中不仅含有丰富的蛋白质，而且含有抑癌作用的大豆异黄酮，增加大豆蛋白在膳食总蛋白中的比例，有助于抑制胃癌、结肠癌和乳腺癌。

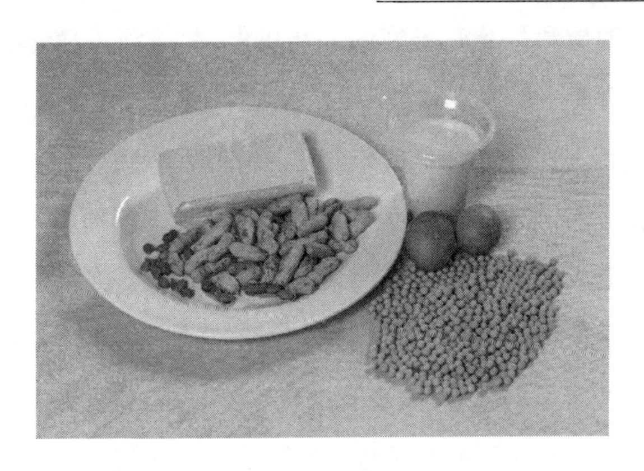

小贴士：原味酸奶是肿瘤病人不错的选择。酸奶中所含有的益生菌在进入人体后，存活于肠道不同部位，可以调理肠道微生态、抑制致病菌生长、清除肠道中某些有毒物质、促进营养物质的消化吸收等，从而发挥调节肠道免疫功能的作用。

5. 肿瘤病人应理性面对“甜蜜的诱惑”

碳水化合物，即通常所说的糖类，是人体的主要热能物质，肿瘤病人也不例外，充足的碳水化合物摄入有助于病人保持体力，顺利地完成治疗，并能减少蛋白质的消耗供能，改善营养状况。但如何选择适宜的质和量是有讲究的。在质上，肿瘤病人应选择富含复合糖类的食物，如各种谷类、水果、豆类等，避免摄入过多富含单糖的食物，如白糖、蜜饯、甜品等。在量上，如果摄入过多(特别是精致程度高的糖类)，可造成体内的高糖环境，而这正是肿瘤细胞“喜欢”的生长条件，还可能引起脂肪肝、高脂血症等，给病情雪上加霜。另外，现有的资料已显示，膳食纤维含量高的食物可减少胰腺、结肠、直肠和乳腺等部位肿瘤发生的危险性。食用菌类和海洋生物中的多糖也有防癌作用，如蘑菇多糖、灵芝多糖、海参多糖等可提高人体免疫功能，抑制肿瘤发生、发展。

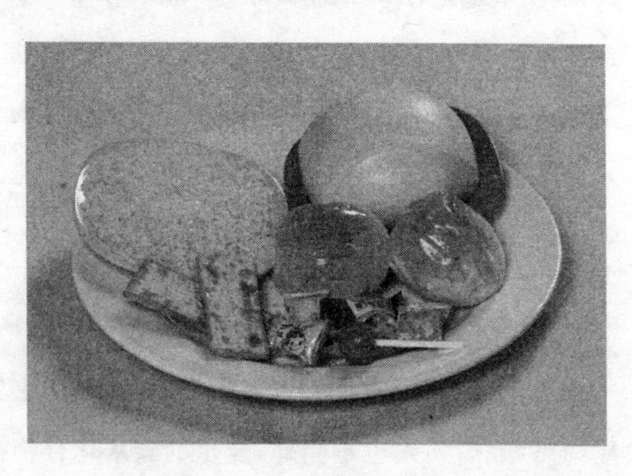

小贴士：膳食纤维是不能被人体吸收利用的多糖，在防癌上有其重要作用。其主要作用是吸附致癌物质，增加容积并稀释致癌物质；大多数多糖为广谱免疫刺激剂，通过刺激吞噬细胞、促进淋巴细胞增殖与分化、诱导抗体产生等途径来实现对机体免疫系统功能的调节。

6. 维生素——防治肿瘤好帮手

维生素是体内的一种重要活性元素，每日需要量虽不高，但却是一把防治肿瘤的好手。维生素 A 能修复上皮细胞的损伤，促进上皮细胞的正常分化，所以对多种肿瘤都有一定的预防作用，如口腔黏膜肿瘤、皮肤乳头状瘤等；维生素 B_1 是保持转酮醇酶活性的重要元素，缺乏会使得肿瘤的形成和增长速度明显加快；维生素 B_2 可能抑制黄曲霉毒素诱发肝癌的作用，缺乏会使偶氮类色素致肝癌能力加强；维生素 C 具有强大的抗氧化能力，可阻断体内亚硝胺的合成，降低肿瘤尤其是胃癌的发病率；维生素 E 也是体内一种重要的抗氧化剂，同时还能抑制某些致癌物的形成，从而发挥抗肿瘤的作用；膳食中的叶酸含量丰富，可使大肠癌的发病率下降；维生素 D

亦有降低直肠癌发病率的作用。

小贴士:某些维生素及其食物来源

维生素分类		食物来源
脂溶性维生素	维生素 A	动物肝脏、牛奶、蛋黄,黄色和深绿色蔬菜等
	维生素 E	麦胚、植物油、豆类、坚果等
	维生素 D	鱼肝油、海水鱼、蛋黄、干酪等
水溶性维生素	维生素 C	各种新鲜的蔬菜、水果
	维生素 B_1	全谷类、麦麸、糠皮、豆类、坚果、瘦肉等
	维生素 B_2	动物内脏、蛋黄、乳类、绿叶蔬菜
	叶酸	绿叶蔬菜、酵母、蛋类、大豆、柑橘、香蕉、梨等

由于脂溶性维生素可在脂肪中储存,因此食用过多,特别是服用维生素补充剂不恰当时,可能出现中毒,所以最好通过天然食物来补充维生素,如果一定要服用制剂,应咨询专业人员。

7. 无机盐——抑瘤与促瘤的双刃剑

膳食中钙的含量充足,可降低胃肠黏膜的增生病变,有利于防癌;硒的防癌作用是肯定的,它是体内重要的酶类——谷胱甘肽过氧化酶的重要组成成分,能清除自由基,保护细胞和线粒体膜的结构和功能,高水平的硒还可以直接抑制细胞增生,加强免疫功能,以及改变致癌物的代谢,

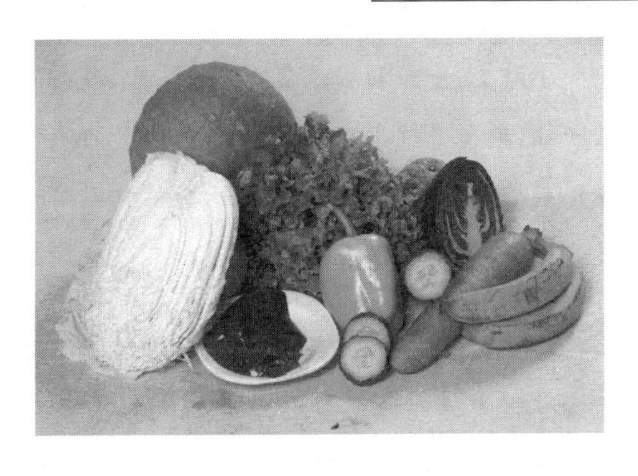

使之转变为毒性较低的化合物。高硒膳食可降低某些癌症，如乳腺癌和肺癌的发生；锌的摄入过多能降低机体的免疫功能，还会影响硒的吸收，可能与食管癌和胃癌的发生有关；膳食碘的缺乏和过多都有导致甲状腺癌的危险性，摄入量不足可增加滤泡型癌的危险性，而摄入过多则可增加乳头状癌的危险性；高铁膳食可能增加结肠、直肠癌的风险。因此，膳食中无机盐的摄入，应根据种类，区别对待，讲究平衡，过高过低都不可取。

小贴士：一般动物性食物，如肝、肾、肉类及海产品，硒含量较丰富；谷类和其他种子的硒含量依赖它们生长土壤的硒含量，因环境不同而差异较大；蔬菜和水果中硒含量低。

8. 植物化学物——隐藏在食物中的抗癌卫士

番茄红素是一种重要的类胡萝卜素，主要存在于番茄、紫红色葡萄柚、西瓜等红色水果中，多食这类水果可明显降低前列腺癌的发病，对肺癌、胃癌、胰腺癌也有一定的抑制作用。类黄酮是一组有机化合物，广泛存在于蔬菜、水果（柠檬、葡萄、柚）、茶叶、大豆中，这类化合物大部分具有抗氧化及金属螯合性，其中有些化合物有抗癌活性，能抑制致癌物的致癌作用。十字花科蔬菜，如绿菜花、紫甘蓝、白菜、花椰菜等都含有硫化合物前体，水解时可产生异硫氰酸盐，该物质可能阻断一些组织的癌变过程，如肝、肺、乳腺等，另外，蒜、洋葱、韭菜等所含的有机硫化合物可降低多种致癌物的致癌作用。多酚类化合物多存在于绿茶、甘草、生姜、亚麻子中，是一类抗氧化剂，有清除自由基、抗氧化、抗诱变发生的作用，例如，茶多酚能够阻止致癌物质造成的脱氧核糖核酸

(DNA)损伤,阻止内源性致癌物质的形成和活化。

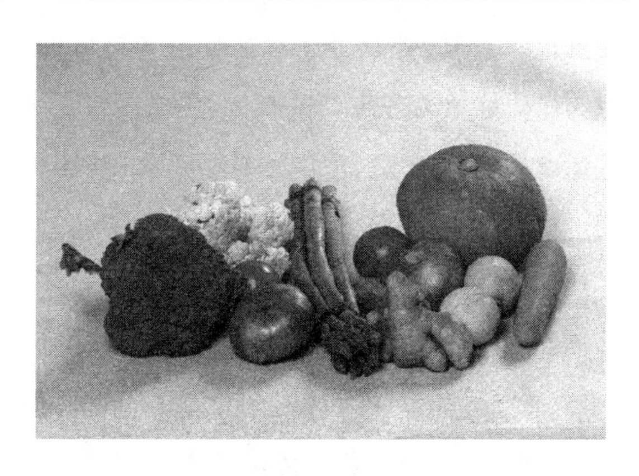

9. 肿瘤病人不宜盲目进补

肿瘤本身是一种消耗极大的疾病,肿瘤一旦发生,最常规的治疗方式是手术、放疗、化疗。无论哪一种方式,都会给患者的身体造成不同程度的损伤,所以多数患者会表现出极度虚弱,甚至恶病质的状态。因此,很多患者及家属最容易犯的错误之一,就是给病人大量进食“补品”或保健品,如鸡、鸭、鱼、甲鱼、桂圆、人参、枸杞子、蜂胶、冬虫夏草、灵芝等,希望增强体质,提高免疫力,殊不知此种做法可能会对一些患者有害。因为一些肿瘤患者经手术、放疗、化疗等治疗后,消化系统功能明显减弱,这时大量进补,患者不但难以吸收,还会使胃肠道及肝肾的代谢负担加重，且许多补品（如燕窝、海参、蜂胶、甲鱼等）本身就比较滋腻，进食过多可能使患者胃口更差。所以为了更好地调理患者的身体，应根据患者体质状况适度进补，而不应盲目，必要时可寻求中医师的帮助，以便从食物的种类到用量都有所选择。

10. 远离酒精，减少肿瘤

酒中含有的主要成分是乙醇，乙醇在生理上不被需要，且是纯热能物质，摄入过多引起热能的摄入量增加，而高热能低营养素摄入可增加肿瘤的风险；另外，世界卫生组织认为，长期过量饮酒与口腔癌、喉癌及食管癌的关系密切，如果饮酒者同时吸烟则这种危险性更大。长期过量饮酒还会损伤肝功能，酒精与黄曲霉毒素或乙肝病毒之间存在着协同性，容易诱发病毒感染后肝炎，酗酒者常发生酒精型肝硬化，进而发生肝细胞癌。饮酒也能增加结肠癌、直肠癌和乳腺癌发生的危险性。一般来说，危险性随饮酒量而异，饮酒量越多，危险性越大。酒精致癌的机制，可能与其造成消化道黏膜损伤，使致癌物质容易吸收，并能抑制人体免疫功能，造成人体营养缺乏有关。

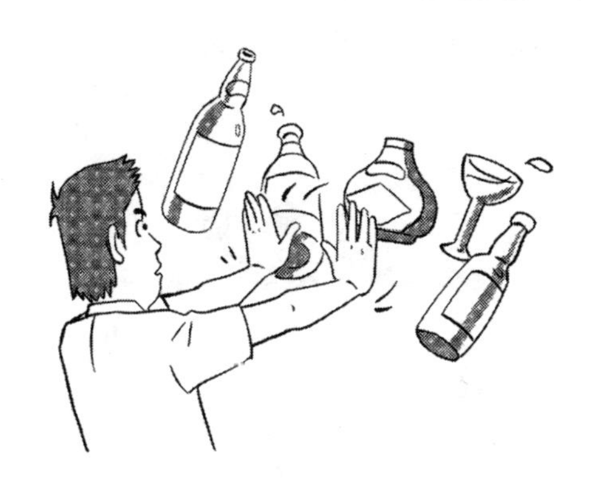

(二)合理营养,为肿瘤治疗保驾护航

1. 营养不良——肿瘤治疗与康复路上的拦路虎

恶性肿瘤细胞是一种迅速扩张、生长的细胞,需要大量的营养物质维持自身的生存。肿瘤病人中营养不良的发生率相当高,部分病人甚至有恶病质征象,表现为厌食、进行性体重下降、贫血、低蛋白血症等。营养不良会严重影响肿瘤的治疗与康复,因此,许多发达国家已将营养疗法作为整个抗癌计划的一个重要的组成部分。适当的营养治疗不仅可以改善病人的营养状况,增强病人对手术、放疗、化疗的耐受性,减少或避免手术后感染,还可以调节机体免疫力,增强抗癌能力,加快病人恢复及提高生活质量。

对姑息治疗的患者来说，营养也是十分重要的。

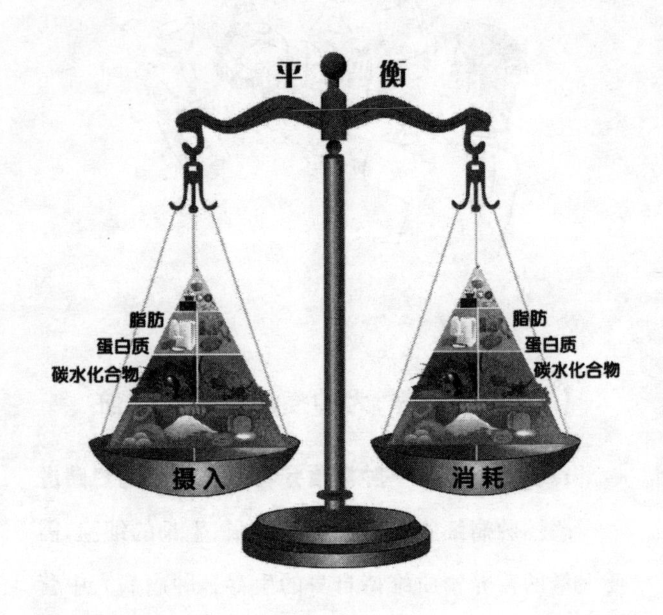

2. 肿瘤病人术前就应注意饮食

肿瘤手术，尤其是某些清除术，常会对病人机体造成较大的创伤，且肿瘤患者又是营养不良的高发人群，术前就合并严重营养不良易使术后感染的发生率增加，伤口愈合不良，住院时间延长。因此，对于营养状况较差患者，术前营养改善，关系到手术成败和疾病转归。

术前营养的总原则是充足的热能及碳水化合物、高蛋白、高维生素饮食。充足的糖类可以促进肝糖原合成和贮备,减少蛋白质消耗,弥补术后因进食不足造成的部分热能消耗;高蛋白饮食有助于纠正长病程所致的蛋白质过度消耗、血浆蛋白下降、营养不良性水肿;维生素 C 可降低毛细血管通透性,减少出血,促进组织再生;维生素 K 参与凝血过程,可减少术中及术后出血;B 族维生素可加速伤口愈合并提高患者对失血的耐受性。但要注意的是,术前营养总原则并不能一概而论,如消瘦病人要有充足热能、高蛋白质、高维生素膳食,以期病人短期内恢复一定的体重,但肥胖的病人要摄取适宜热能、低脂肪、高维生素的膳食,以消耗部分体内脂肪,因为脂肪过多不利于伤口愈合。

3. 肿瘤病人术后更不可忽视饮食

术后待胃肠道功能有所恢复后,可以先从清流食或流食开始,逐步过渡到半流食,待胃肠道功能进一步恢复后,再依次过渡到软食及普通饮食。原则上应摄入热能充足、高蛋白质和高维生素的营养膳食,如禽类、鱼、虾、鸡蛋、大豆制品、牛奶、酸奶、鲜果汁等。在此期间,应尽量创造良好的就餐环境,鼓励病人进食,但又必须密切观察病人对饮食的接受情况,不可强迫其进食,甚至逼其吃大量抗癌食品、补品。口腔部位肿瘤手术后,可先给予冷流食,再逐渐过渡到半流食和普通饮食,食物内容不必过分限制,但食物的烹制宜细、软、烂,如牛奶、酸奶、藕粉、豆浆、豆腐脑、菜泥、肉泥等,都是不错的选择,忌硬食、辛辣刺激食物及过冷过热食物。腹部手术的病人逐步恢复饮食后,应适当增加优质高蛋白质食物的摄入量,但须质地细腻,容易消化,如鸡肉、蛋类、豆制品、牛奶,避免油腻、粗硬、刺激性食物,如肥肉、坚果、含粗纤维多的蔬菜、粗杂粮、辣椒等,以免引起胃肠道不适或吻合口瘘。

小贴士:可溶性纤维溶于水并保持水分,形成凝胶体,有促进排便和调节血糖的作用,又不像粗纤维那样难以消化并容易产气,燕麦、豆类、胡萝卜、海藻、各类水果中含量较多,术后病人可适当选择。

4. 癌前病变的饮食调理

肿瘤的发生,从正常细胞发展到癌需要经过较长的一段时间，有的甚至需要数年到数十年，其癌变的过程几乎都要经过一段癌前病变阶段，如胃黏膜的不典型增生、慢性肝炎和肝硬化等。对这部分病人实施饮食营养预防，将会使肿瘤的发生率大幅下降。

(1)膳食结构的合理和营养素的平衡：要满足各种营养素的供给量，选择食物要新鲜、多样化，多食含维生素、无机盐和膳食纤维丰富的黄、绿色蔬菜等食物。避免油炸、烟熏和腌制食物，不食隔夜蔬菜，戒烟，不饮烈性酒，三餐按时，情绪乐观，适当体育锻炼。

(2)补充抗自由基的营养素：近年来采用抗氧自由基的营养素补充进行癌前阶段病人的预防，已取得较好效果。用维生素 A、β 胡萝卜素、维生素 C、维生素 E 及微量元素硒对癌前病变具有一定的预防和治疗作用。

(3)根据病人病情和营养状态，进行营养补充：蛋白质的供给不足，能使胃内亚硝胺的合成增加，蛋白质的补充可促进组织的修复和提高细胞免疫功能，在补充蛋白质时适当增加大豆蛋白的比例，有助于肿瘤的防治。食管癌癌前病变的病人出现维生素

B_2 和维生素 C 的缺乏非常普遍和严重，对这两种维生素的补充尤为重要。另外，膳食结构中降低脂肪占总热能的比例，增加膳食纤维和钙的摄入，有预防结肠癌的作用。对于宫颈癌和口腔癌癌前病变的病人补充维生素 A 和 β 胡萝卜素有预防癌变作用。

小贴士：大多数人都对自由基避之惟恐不及，殊不知处于平衡状态的自由基浓度是极低的，它们不仅不会损伤身体，还可显示出独特的生理作用。但是，在衰老、应激、患病的情况下，体内自由基产量增加或清除减少，就会发生自由基损伤。体内自由基产生与清除是否达到平衡，有赖于适宜食物的供给。

5. 对放、化疗病人要“辨证施食”

(1)放疗病人的“辨证施食”：只要可能，应尽量经口进食，尽可能选择患者喜欢吃的食物。只有患者喜欢吃或者不抗拒吃的食物，患者才能坚持。整天对着一大堆自己不接受的食物，反而产生厌食、消化不良等负面因素，适得其反。当然，对有不良饮食结构和习惯的患者，要逐步予以纠正、引导。在保证主食量的同时，适当增加优质高蛋白、高维生素的食物。如蔬菜中维生素、无机盐的含量都较为丰富，可以促进胃肠道蠕动，缓解放疗患者因精神紧张等原因导致的便秘、食欲缺乏等症状。富含B族维生素的食物，有助于机体更新代谢及减轻呕吐反应。富含维生素A的食物，可促进上皮的修复和角化，对治疗和预防放射性皮肤反应有一定好处。瘦肉、蛋、豆类等优质高蛋白食物的均衡摄入，可以加快患者手术创伤恢复和放疗损伤的修复。还应根据不同放射部位，合理选择食物。对有严重口腔炎、食管炎的患者，可给予流食或半流食，如牛奶、鸡蛋羹、果蔬汁等。有放射性肠炎的患者，应避免油煎炸食物、粗纤维食物(如玉米、红薯、芹菜等)、易产气食物(如洋葱、韭菜、萝卜等)、刺激性食物及碳酸饮料。中医学认为，由于放疗热毒灼伤阴津，引起病人口干舌燥，阴津亏损，此时应多吃滋润清淡、甘寒生津的食物，如西瓜、鸭梨、荸荠、菱角、鲜藕、莲子、冬瓜、绿豆、银耳等，忌食牛羊肉、狗肉等温热之品。

小贴士：放疗病人身边可常备些加餐小食物，如面包、藕粉、酸奶、水果等，可在治疗前吃少量食物，而不空腹接受治疗。

(2)化疗病人的“辨证施食”:平时应注意平衡膳食,化疗期间进食以糖类为主的清淡饮食,如米粥、山药莲子汤、水果蔬菜泥等。化疗间歇期或恢复期,适当增加一些富含蛋白质的食物,如鸡蛋、酸奶、豆制品、瘦肉等。另外,化疗病人易出现恶心呕吐、味觉异常、厌食等,多为脾失健运,胃气不降所致,可用番茄炒鸡蛋,山楂炖瘦肉等增加食欲,还可用蜂王浆、木耳、猴头菌、花生、核桃、大枣、枸杞子等健脾补血。但需注意,如患者出现腹胀纳呆、呕吐、痰涎、舌苔厚腻,此时禁食猪肉、甲鱼等厚味滋腻之品,应进食白萝卜、山药、薏苡仁、刀豆等健脾利湿除胀之品,有助于增加饮食。

小贴士:化疗病人的营养加餐可选择麦片、面包、酸奶、豆腐干、煮鸡蛋、芝麻糊、苹果、香蕉、果蔬汁等,也可在专业人员指导下选择适宜的肠内营养制剂。

6. 肿瘤晚期病人的营养治疗

即使对处于肿瘤晚期的病人也不能忽视营养治疗,因为好的营养治疗对病人维持体力,增加抵抗力,减少感染,提高生活质量具有不可替代的作用。

对晚期患者的饮食建议如下：

（1）身边常备一些营养丰富的小吃或饮料，感觉胃口好时争取多吃一些。

（2）多吃蛋白丰富且质优的食物，如鸡蛋、酸奶、豆腐、瘦肉等。

（3）吃饭时不喝汤，以避免早期饱腹感。

（4）保持每日 1 500～2 000 毫升饮水量，有助于保持胃肠道功能的正常。

（5）如果有吞咽困难或虚弱无力，可以选择软食或液体食物，必要时请专业医务人员帮助选择营养补充剂。

（6）尽量经口进食，少食多餐。

（7）病人家属为病人烹制食物时，避免让病人闻到烧菜的油烟味。

小贴士：肿瘤晚期病人应尽量维持目前的体重，但如果已经发生体重丢失也不要有压力，因为保持乐观开朗的情绪对治疗具有十分积极的意义。

(三)肿瘤手术后饮食

1. 食管癌术后的饮食宜忌

食管癌术后日常生活中要注意营养合理,食物尽量做到多样化,多吃高蛋白、多维生素、低动物脂肪、易消化的食物及新鲜水果、蔬菜。不吸烟,不喝酒,忌食霉变、污染食物,少吃烟熏、腌制类、油炸及辛辣刺激性食物。不吃坚硬不易消化、粗糙食物。

同时,食管癌术后要改变饮食习惯。由于正常的胃食管抗反流机制在手术中被破坏,胃内容物容易反流,易引起吻合口炎症、出血,严重者可能出现误吸反流物引起肺炎,甚至窒息。所以要少食多餐,餐后散步,避免卧床,晚上睡前 2 小时禁食,睡觉时尽量把床头抬高 15°,避免胃内容物反流。

2. 为什么说胃癌手术后的饮食要有所讲究

胃癌病人由于手术原因导致胃肠道发生改变,术后要是按照原来的生活习惯摄取食物,就可能导致进餐后不舒服。另外,肿瘤本身的生长特点,也决定了术后病人饮食要有一定的讲究。

手术导致的胃肠道构造改变:胃容积缩小,胃癌病人经过手术,胃容积是原来的三分之一,甚至整个胃组织完全丧失；正常胃肠道内一些类似于开关的结构在胃癌手术后丧失了，食物从口腔到小肠的运行速度有时加快，有时变慢，甚至会发生食物的逆行；正常情况下，食物从胃到达小肠之前，还需要经过十二指肠，这段肠管对于人的消化吸收十分重要，而部分病人由于病情需要做了一种手术，这种手术方式使得病人食物绕过十二指肠，直接就从食管到达小肠了，从而影响了病人的消化吸收。

肿瘤细胞的特殊生活习性：恶性肿瘤细胞以葡萄糖为惟一供能物质，而正常细胞除利用葡萄糖提供热能外，还可通过脂肪、蛋白质产能提供热能，所以肿瘤病人体内糖的争夺最为激烈；肿瘤细胞在血管中存活与血液的流速有关，血流速度加快可以使得血管中的肿瘤细胞死亡；恶性肿瘤细胞如果要在组织中扎根生长，需要在组织中形成自己的供血血管来获取营养物质。

以上的种种原因都使得肿瘤病人手术后吃的食物和普通人有所不同。

3. 胃癌术后的饮食宜忌

(1)宜供给足够的热能、高蛋白、高脂肪的食物：这样有利于伤口的愈合。可选择蛋类、乳类及其制品、瘦肉、豆腐、豆浆、新鲜蔬菜及成熟的水果等。

(2)选择易消化食物:宜少渣、易消化、排空较慢的食物。

(3)规律饮食、少量多餐、定时定量:研究表明,有规律地进餐,可形成条件反射,有助于消化腺的分泌,更利于消化。每日进食最好六餐以上,少吃多餐不仅有利于消化吸收,还可以增加总热能的摄入,预防体重减轻;除个别情况外,尽可能每日定时就餐,到了规定时间,不管肚子饿不饿,都应主动进食;每餐食量适度,避免过饥或过饱。

(4)干稀分食:进餐时少喝汤与饮料,因流质饮料通过胃肠太快,并容易连同干的食物一块很快带下。因此,饮料须在进餐前后30分钟时饮用。饭后平卧休息15~30分钟,或采用平卧位进餐法,使空肠内容物回流至残胃,减少空肠过分膨胀,延长食物在胃中停留时间,并缓慢通过小肠,促进食物进一步消化吸收。

(5)温度适宜:饮食的温度应以“不烫不凉”为度。

(6)细嚼慢咽:以减轻胃肠负担。对食物充分咀嚼次数愈多,随之分泌的唾液也愈多,对胃黏膜有保护作用。

(7)烹调方法:宜采用蒸、煮、烩、炖等。

(8)注意防寒:胃部受凉后会使胃的功能受损,故要注意胃部保暖不要受寒。

(9)进食后有恶心、腹胀等不适:应减少或停止饮食,待症状消失之后,病情好转,再开始进食。

(10)忌油炸食物:因为这类食物不容易消化,会加重消化道负担,多吃会引起消化不良,还会使血脂增高,对健康不利。

(11)忌腌制及熏烤食物:这些食物中含有较多的盐分及某些可致癌物,不宜多吃,如腊肉、火腿、香肠、熏鸡、鱼、鳖等。

(12)忌生冷和刺激性食物:生冷和刺激性强的食物对消化道黏膜具有较强的刺激作用,容易引起腹泻或消化道炎症,因此应忌吃或少吃。生冷食物:如冷饮、冰激凌、雪糕、凉拌菜等;刺激性食品:如辣椒、胡椒、咖喱、芥末、辣椒油、浓肉汤、浓咖啡及浓茶等。

(13)限量食用易产酸食物:如地瓜、土豆、过甜点心及糖醋食品等。

(14)忌饱食:少量多餐。

(15)少食粗粮及高纤维及易产气的蔬菜:如糙米、高粱米、玉米、小米、芹菜、韭菜、生萝卜、竹笋、芥蓝、洋葱、生葱、生蒜、蒜苗等。

4. 为什么提倡胃癌病人术后要少量多餐及细嚼慢咽

胃癌手术以后,有些病人胃被大部分切除,只有很小的一点胃,更有些病人做了全胃切除。这类手术后,一方面,胃切除后原先的胃肠节律被打乱,往往食欲下降,这时候如果大量进食,就可能出现腹胀不适。另一方面,胃容积缩小,不宜多吃食物。而且少食多餐更加符合人体生理,这是因为正常人体胃中存在一种称之幽门的结构,可以控制胃中食物在餐后 4 小时内缓慢进入小肠;而胃癌术后幽门结构受到破坏,过多的食物快速进入小肠,可以导致血液当中的营养物质短时间快速升高。营养物质短时间快速升高对人体十分不利,有时候可以刺激胰岛素快速分泌使得血糖快速下降,病人出现头昏头晕及大汗淋漓;而且对于肿瘤病人血液里营养物质增加可以使得血流变慢,血液中如果有肿瘤细胞残留,就有可能繁殖生长导致远处转移。所以,胃癌病人术后,最佳的进食方式是少食多餐,我们希望病人一天吃6～7次，每次不能吃得太多。

细嚼慢咽也很重要，胃癌术后胃的研磨功能缺乏，所以牙齿的咀嚼功能应扮演更重要的角色。一方面，在口腔内食物被牙齿嚼烂，再和唾液拌和，这样容易消化，减轻了胃的负担；另一方面，不少病人的食物绕过十二指肠直接就从食管到达小肠（毕Ⅱ式手术和Roux-Y式手术），十二指肠内一些酶类由于缺乏食物直接刺激而分泌减少，但是，还有一种方式可以促进这些酶类分泌释放，那就是咀嚼运动，我们可以通过细嚼慢咽促进十二指肠内酶类分泌达到助消化的目的。

5. 胃癌术后什么时候开始进食比较好

一般情况下，胃切除手术后，病人在1～3天内肠功能可逐渐恢复，当肠道通气（即放屁）后，就可进食，且应坚持“循序渐进、少量多餐”的原则。

（1）流质食物期（应小于2周）：术后早期选择不需咀嚼、品种少、体积小、次数多、清淡、易消化的低糖高脂肪高蛋白流质饮食，如米汤、稀藕粉、蜂蜜水、面汤、青菜汤、鸡汤、鱼汤、排骨汤、蛋花汤等，同时应避免易产气及含粗纤维多的食物，如牛奶、豆浆、糖、芹菜、豆芽、洋葱等，每日进食6次，由开始的每次

30～40毫升，逐步增加到每次150～200毫升。

(2)正常饮食期：此期可进食稀饭、面条、米粉等半流质食物。

(3)观察进食情况：在进食过程中，应注意有无腹痛、腹胀、呕吐等现象，若有上述情况发生，应立即停止进食，并及时报告医务人员。

6. 为什么医生有时反对胃癌病人术后喝牛奶，有时又推荐喝牛奶

在胃癌病人术后早期，医生不主张病人喝牛奶，这是因为不少病人喝了牛奶后可能导致腹腔内产气过多(腹压增加)而影响病人术后恢复。牛奶含有一种“乳糖”物质，如果病人体内乳糖酶不足或缺乏，喝奶后可导致腹部胀气、腹痛和腹泻。另外，牛奶中的脂肪需要胆汁和胰酶来消化，而在胃手术后，由于食物绕过十二指肠直接由食管进入小肠，胆汁和胰酶分泌减少，此时病人消化功能不能耐受饮用牛奶，因此医生会建议胃癌病人在术后早期不要喝牛奶。但是，牛奶由于其富含蛋白质及多种无机盐，当病人的胃肠道功能充分恢复后，医生又会推荐病人适当补充牛奶。

7. 现在都说吃粗粮好，胃癌手术后可以吃吗

粗粮含有较丰富的纤维素、维生素、无机盐等营养物质。但胃肠道手术后吃粗粮好还是细粮好不能一概而论，在胃癌病人术后不同时期需要合理选用这两种不同特点食物，以帮助患者术后恢复，增强手术治疗效果的作用。例如，胃癌手术后患者的身体比较虚弱，一方面，急需营养摄入促进机体快速康复，另一方面，由于胃肠功能障碍限制了营养物质的摄入。因此，在胃癌病人术后的早期首选细粮作为主要食物，其主要原因正是这类食物具备容易消化特点。而随着病人体质恢复，此时食物选择也需从细粮逐步过渡到粗粮，因为粗粮中富含人体所需的许多成分，由于粗粮不易消化，此时需要患者做到细嚼慢咽，并多食新鲜蔬菜水果，术后 3～6 个月后可根据身体情况逐渐恢复到普通饮食。

8. 胃癌术后饮食需要清淡少油吗

胃癌术后忌吃过分油腻、油煎、油炸、厚油食品，因为此类食品往往难以消化，且胃手术后功能受损与胃排空加快，胃切除后胃酸、胃蛋白酶分泌减少引起食物消化作用减弱，食物直接进入小肠，胰胆分泌刺激缺乏或减弱，在近端小肠内容物中胆盐、脂肪

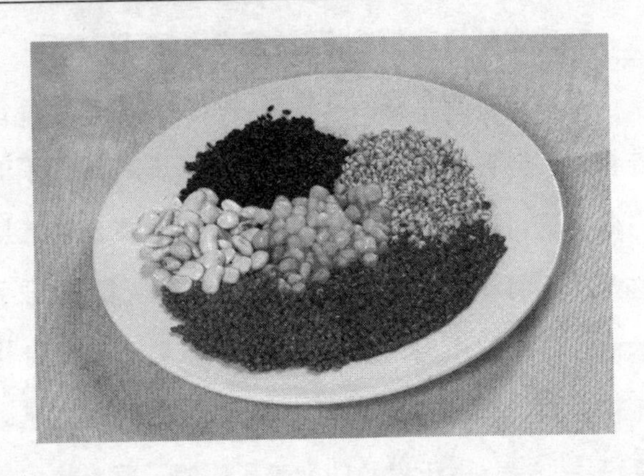

酶、胰蛋白酶浓度降低，食糜与胆盐、胰酶混合不全，脂肪乳化不足，导致吸收不良，从而导致脂肪性腹泻。另外，此类食物会刺激胃酸分泌，损伤手术创面，导致溃疡等。

低糖饮食可减少糖类发酵引起的胃肠胀气，弥补消化液分泌减少及非生理性反流所造成的消化力下降状态。

清淡饮食可以减少对残胃的刺激，食糜快速进入小肠后，清淡饮食也较少引起肠腔渗透压的失衡而导致的腹泻。

9. 胃癌术后食物打成糊吃好吗

胃手术后，很多病人存在营养摄入不足问题，将食物特别是将多种蔬菜、水果、粗粮等混合打成糊状再食用：第一，可以增加食用的方便性，达到少量多餐的目的，从而增加无机盐、维生素等营养物质的摄入，避免营养摄入不足的问题；第二，打成糊状的食物，粗纤维被处理后，更利于消化，可减少对胃创面的刺激。但是，食物打成糊状后，应仅在胃癌手术后早期食用；因为糊状食物不利于病人充分发挥咀嚼功能，长期食用这种类型的食物会使病人咀嚼功能失用，进一步加重病人消化系统功能障碍。

10. 胃癌术后贫血是什么原因，怎么办

胃切除（特别是胃大部分切除）的病人，数年以后，常发生贫血，主要有缺铁性贫血和巨幼细胞性贫血。这是术后常见又容易忽视的疾病。

（1）多数胃切除术是残胃与空肠的吻合，因而①食物不能直接通过十二指肠（它是铁吸收的重要场所），这就影响了铁的吸收。②食物快速地从残胃中排空，迅速地进入空肠，这也影响了铁的吸收。③胃分泌胃酸，胃切除术后，胃酸明显减少，甚至缺乏，不利于食物中铁的溶解、游离和吸收。④残胃吻合口易发生浅表性炎症或糜烂出血而加重贫血。

胃切除术后所发生的缺铁性贫血，可较长时间服用铁剂而治愈。应该指出，口服铁剂应同时加用稀盐酸合剂。也可先肌内注射右旋糖酐铁治疗，而后再继续口服铁剂，使血红蛋白能较快地上升，易为病人所接受。另外，饮食上要多选择动物肝脏、血、瘦肉、鱼、禽及蛋类等含铁丰富的食物。

为减少贫血的复发，还应积极治疗残胃或吻合口的炎症。

(2)维生素 B_{12} 的吸收有赖于内因子及完整的回肠受体的存在。内因子由胃幽门部黏膜的壁细胞分泌至胃液中，并与维生素 B_{12} 有特殊的亲和力。含有维生素 B_{12} 的食物进入胃内后，迅速与内因子结合形成内因子——维生素 B_{12} 复合物，到达回肠下端，即与回肠上皮细胞的特异受体接触，然后被吸收入肠黏膜上皮细胞。当胃大部切除术后，由于内因子缺乏，不能形成内因子——维生素 B_{12} 复合物，从而影响维生素 B_{12} 的吸收，进而产生巨幼细胞性贫血。

一旦发生巨细胞性贫血，可给予维生素 B_{12} 肌内注射，直至血红蛋白及红细胞恢复正常。对尚未发生贫血，但血清维生素 B_{12} 水平较低者，亦可注射维生素 B_{12}。另外，饮食上可多选择含维生素 B_{12} 丰富的食物，如肉类、动物内脏、鱼、禽、贝壳类及蛋类。

(3)患者要多吃一些富含维生素C和叶酸的食物,因为食物中的铁绝大部分是三价铁形式存在,不易被人体吸收,维生素C能将其还原成无机亚铁(2价铁),易于被人体吸收。维生素C以新鲜的蔬菜水果为多;叶酸广泛存在于动、植物性食物中。

11. 胃肿瘤切除后为什么会出现缺钙

胃切除后的脂类物质的吸收障碍,使得脂溶性维生素吸收受到影响,其中维生素D吸收障碍后就可能导致病人出现缺钙现象。所以,胃切除后病人营养方案中必须顾及维生素D的摄入,含维生素D丰富的食物有动物肝脏、蛋黄及深海鱼(如沙丁鱼),适量摄入鱼肝油也可有助于补充维生素D;同时尚需补充含钙多的食物,如乳类、豆类及其制品;特别需要提醒的是,经常晒太阳是人体廉价获得充足有效维生素D的最好来源,因此建议胃肿瘤术后的病人应多晒太阳,预防缺钙。

小贴士: 通过晒太阳可以使人体内产生更多的维生素D_3,维生素D_3可促进钙的吸收,也就是说,晒太阳可促进了钙的吸收。

12. 胃癌术后需要服用助消化的药物吗

胃癌病人术后，原有消化系统遭到破坏，消化功能受到影响，此时需要加用一些助消化药物。如有些病人胃肠动力障碍，可以添加协助胃肠动力恢复的药物（多潘立酮、莫沙必利等）；有些病人进食脂类食物出现脂肪泻，可服用胰酶等药物；还有些病人出现胃肠动力亢进，如进食后即发生腹泻，可以服用一些抑制肠道运动的药物（山莨菪碱、阿托品）。由于上述病情较难控制，通常需要在医务人员指导下才能采用。

13. 结肠癌术后饮食宜忌

结肠癌与饮食密切相关，特别是结肠癌术后进行饮食调养，有助于促进患者康复，对患者恢复状况非常重要。结肠癌患者术后要保持生活饮食规律，平时注意饮食卫生，不吃生、冷、坚硬、煎炸、腌制食物，禁忌烟酒，养成定时排便的良好习惯。此外，结肠癌患者的术后饮食应注意以下问题：

(1)结肠癌术后患者宜多吃含钾丰富的食物：如苹果、橘子、玉米、鱼、瘦肉等，禁忌辛辣，如辣椒、胡椒等对肠道有刺激作用的食物。

(2)注意多吃富含维生素的新鲜蔬菜和水果：每

天摄入适量的膳食纤维，可以保证每日的规律排便。

（3）合理搭配饮食：每天最好摄入适量的谷类、肉类、鱼、蛋、乳、各类蔬菜及豆制品，应注意不要吃过多的油脂，动、植物油比例要适当。

（4）为了方便直肠癌患者的造口护理，最好不要吃对肠道刺激性较强的食物：如冷饮、生的或未完全煮熟的食物，不喝含酒精类的饮料，少吃洋葱、地瓜、韭菜、豆类、萝卜等易产气的食物，以及柿子、葡萄干、干果、核桃、油煎等难消化并易造成梗阻的食物。

14. 结肠癌术后什么时候可以进食

结肠癌术后的病人，应同其他胃肠道手术的病人一样，要遵医嘱给予饮食。饮食遵从循序渐进的原则，手术后初期应以水、米汤、淡果汁为宜。5 天后可以进食低脂肉汤、藕粉、米糊、酸牛奶、果菜汁等无渣流食。1 周左右，食物以少渣半流食为主。术后 2 周之后，基本可以恢复正常饮食，但是，切忌粗纤维过多及辛辣刺激性食物。

15. 结肠癌术后需要补充鱼油吗

深海鱼油概念为深海鱼类体内不饱和脂肪的简称。鱼油是指富含二十碳五烯酸（EPA）、二十二碳六烯酸（DHA）的鱼体内的油脂。普通鱼体内含

EPA、DHA 数量极微，只有寒冷地区深海里的鱼，如三文鱼、沙丁鱼等体内 EPA、DHA 含量极高，而且陆地其他动物体内几乎不含 EPA、DHA。因此选用深海鱼来提炼 EPA 及 DHA。鱼油的主要有效成分叫 ω-3，一种多不饱和脂肪酸。它是人体血管的清道夫，还能预防动脉硬化、脑中风和心脏病。但是，过多的多不饱和脂肪酸的摄入，也可使体内有害的氧化物、过氧化物等增加，同样对身体可产生多种慢性危害。所以也没有必要过多地补充鱼油。

16. 人造肛门病人手术后饮食如何过渡

从少到多，从稀薄到稠厚，从简单到多样，即循序渐进，少食多餐。刚开始只喝少量温开水，如无特别不适感觉，可以改吃流质饮食，如菜汤、鱼汤、稀粥、蛋汤、无渣果汁等，进食量每顿从 20～30 毫升开始，逐渐增加到 200～300 毫升。每人进食量可以不同，但须以病人食后感觉舒适为度。每天可进食 5～6次。如此 1～3 天后，可改食少渣半流质饮食，即稀粥、面糊、蒸蛋羹、各种菜泥糊等，每次半小碗至 1 碗，每日 3～4 次，餐间可加食一些流质。一般手术后 7～10 天可过渡到软食，如烂饭、面包、苹果、香蕉、柑橘等，每日 3～4 餐。大约 1 个月以后可以逐渐过渡到正常饮食。

17. 人造肛门病人术后恢复期饮食上要避免什么

病人康复后，这时的饮食状况与常人无大差异，但需要提醒的是，应尽量让食物在口中多停留一会儿，多咀嚼一会儿，这样可减轻胃肠道负担，有利于食物的消化吸收。为了控制气味，减少气味的最有效方法是避免进食产生异味的食物，如葱、蒜、韭菜、辣椒等；对于易产气或难以消化的食物，如豆类、红薯、芹菜等，最好少吃或不吃。

18. 肝脏手术后的食物宜忌

肝脏术后，病人宜有足够质优且含脂量低的蛋白摄入，如奶制品、鱼类、瘦肉、蛋类、大豆及其制品等，动物蛋白与植物蛋白混用，可充分发挥蛋白质的互补作用，并减少氨的来源，但对于腹胀的病人应慎用牛奶、豆制品等，以免引起胀气，影响病人食欲；对于无食管胃底静脉曲张的病人，饮食宜粗细搭配，多用新鲜蔬菜、水果和藻类，保证充足的膳食纤维、维生素及无机盐。不宜吃精制糖类、蜂蜜、果酱、甜食等；忌油炸类、熏烤、腌制类食物；忌刺激性食物、霉变食物；忌酒。

19. 肝脏手术后要科学吃“糖”

肝脏术后病人摄取适宜的糖类是十分必要的。糖对肝细胞具有保护作用，糖类的供应充分，可减少体内蛋白质的消耗供能，有利于必需氨基酸的利用和组织修复；肝中的葡萄糖醛酸能结合外来的化合物或细菌产生的毒素，排出体外，起到解毒的作用。适宜的糖摄入量是占总热能的60%～70%，但也不可过多，否则可能引起脂肪肝、高脂血症等，反而不利于病情恢复。另外，在种类上应选择富含复合糖类的食物，如谷类、水果、适量豆类等，避免摄入过多富含单糖的食物，如蜂蜜、白糖、蜜饯、甜点等。

20. 肝癌手术后补充蛋白质多多益善吗

高蛋白饮食可以促进病人肝脏功能的恢复，改善其营养状况，尤其对于血浆蛋白质过低，伴有水肿、腹水者尤为必要。但是，过多的蛋白质会加重肝细胞的代谢负担，导致血氨升高，因此供给量并不是越多越好。应以病人能够接受，保持正氮平衡，促进肝细胞再生，又不诱发肝性脑病为准，尤其在术后恢复初期，供给蛋白应尤为谨慎。开始时可试用含蛋白质50克/日的饮食，1周后无不良反应，每周可递增10～15克/日的蛋白质逐渐至正常水平，且采用植物蛋白和动物蛋白混合的饮食，比只用动物蛋白更为适宜。

21. 哪些食物不会加剧血氨的升高

一般来说，蛋白质含量越高的食物产氨量也会越高，对血氨的影响也就相对剧烈。因此素食类，如谷类、蔬菜、水果的产氨量比肉类低很多，对血氨的影响也小。植物蛋白类，如大豆及其制品，因其芳香族氨基酸含量低，支链氨基酸含量高；含纤维素高，有利于通便；改变肠道菌群，从而减少内源性氨的产生和吸收，因此对血氨的影响小于动物性蛋白。动物性食品中的乳类、蛋类产氨少于肉类；鱼肉和鸡肉的产氨少于畜类。

22. 胰腺癌术后有什么饮食宜忌

(1)宜饮食清淡易消化、低脂肪饮食，少吃多餐。

(2)宜吃增强免疫、有抗胰腺癌作用的食物，如甲鱼、龟、鲟鱼、鲨鱼、鲐鱼、鲥鱼、山药、菜豆、香菇、大枣。

(3)宜吃谷类(大米、面粉)及猪瘦肉、鸡、鱼、虾、蛋和豆制品、蔬菜、水果等。

(4)忌油腻性食物及高动物脂肪食物，如肥肉、羊肉、肉松、贝类、花生、芝麻、油酥点心等。忌暴饮暴食、饮食过饱，蛋白质、糖也要适当控制。

(5)忌烟、酒及酸、麻、辛辣刺激性食物，如葱、蒜、姜、花椒、辣椒等。

(6)忌霉变、油煎炒炸、烟熏、腌制食物，如咸鱼、腌菜、核桃、花生、葵花子、芝麻、油炸食物、油酥点心、奶油、雪糕等。

(7)忌坚硬、黏滞不易消化食物、韭菜、芹菜等粗糙纤维多、对肠道刺激的食物，如粗粮、玉米、糯米等。

23. 胰腺癌术后饮食如何过渡

一般来说，术后肯定是禁食，通过静脉补液供给术后所需。待到3天左右，肠蠕动恢复，排气，饮清水无异常后则可以给予无油流质饮食，如米汤、果汁等刺激胃肠道，后逐渐给予低脂半流质，每日的脂肪控制在40克左右，且食物适当粉碎，不易大块进食。最后可过渡到低脂软食，仍旧应该以容易消化食物为主，少食多餐。在保证营养充足的基础上，适当控制脂类和蛋白质的摄入，因为过多的脂肪和蛋白质摄入会增加胰腺的负担，导致消化不良和腹泻。

24. 多喝豆浆会致乳腺癌吗

有人认为豆制品含有大量的植物雌激素，而大量的摄取植物雌激素会导致乳腺癌。的确，乳腺癌的发病原因与雌激素过高有一定关系。但是，植物雌激素与乳腺癌间并没有直接关系，有证据表明植物雌激素对乳腺癌细胞有保护和促进双重作用，植物雌激素与乳腺癌的关系是保护还是促进取决于多种因素，包括时间、个体代谢差异、激素环境、摄取的植物雌激素是来源于天然食物还是补充剂，以及食物的种植过程等，天然的豆类、豆制品等对乳腺癌患者是安全的。另外，大豆里的植物雌激素也与来自动物或化学合成的雌激素作用不同。大豆中的大豆异黄酮虽然具有动物雌激素的作用，但是促乳腺增生的作用却不到动物雌激素的千分之一。它不仅可以改善绝经期综合征的症状，还具有良好的防癌作用。

25. 乳腺癌病人饮食应注意些什么

雌激素与乳腺癌的发生发展密不可分，身体内雌激素的水平过高，雌激素与孕激素的平衡失调，都是促使乳腺癌的发生发展的危险因素。患乳腺癌的女性，要避免食用含有雌激素的食物，如鸡、西洋参、蜂王浆、胎盘、花粉、甲鱼等。临床上，提倡吃 6 种食物防治乳腺癌，它们是灵芝、大豆、大蒜、大枣、麦胚芽、绿茶。另外，多食用薏苡仁、花菜、卷心菜、荸荠、洋葱、莴苣、芋艿、红薯、丝瓜、胡萝卜、白萝卜、芦笋、南瓜、香菇、海带、马兰头、香菇、牛蒡、桑葚、猕猴桃等也有一定好处。

26. 脑肿瘤的病人手术后出现食欲大增是否正常

脑肿瘤的病人在手术前与手术后多会存在较严重的脑水肿，加剧颅内压力的增加。因为激素能改善脑细胞代谢，减少毛细血管通透性，使血脑屏障正常化，从而加速脑水肿的消退。故手术后的治疗中大多加用激素治疗。但激素能造成的食欲亢进，可出现食欲大增。随着激素的停用，食欲趋于正常。在手术后的治疗中，应配合医师严格给予病人平时正常量的食物，不要一味地迎合病人的食欲。

27. 脑肿瘤术后合并癫痫的饮食指导

许多脑肿瘤，尤其是胶质瘤等大多术后合并有癫痫的发作。对于这样的患者，在饮食上注意不要过多吃辛辣刺激食物，如葱、蒜、辣椒、芥末等，否则，会对患者的神经具有一定的刺激性，容易诱发癫痫；不要吃得太咸，否则过度饮水，会增加间脑的负担，从而诱发癫痫。多吃含钙丰富的食物，如芹菜、红果、牛奶、芝麻酱等，因为钙能抑制神经细胞的兴奋性，能镇静中枢神经系统。多进食豆类及谷类食物，富含微量元素锰，能补充癫痫患者锰的摄取不足。多吃含丰富维生素的酸性食物，有利于神经递质的合成，弥补癫痫患者神经递质的缺乏，减少其发作。

28. 小脑脑干肿瘤术后第一口饭为什么需要医师喂

脑肿瘤中，小脑部位尤其是脑干的肿瘤，在术前及术后存在着对相邻后组脑神经的压迫，手术中的牵拉及刺激会加剧后组脑神经的水肿，引起及加剧延髓性麻痹的出现，导致声音嘶哑、饮水呛咳等症状的加重。所以，脑肿瘤术后的第一口水、第一口饭应该由医师喂，以此来判断延髓性麻痹的严重程度。否则病人家属处理判断不当，食物易入呼吸道，引起呼吸道梗阻或直接导致病人出现呼吸衰竭，全身缺氧，加剧颅内压增高，引起恶性循环，并且容易并发肺部感染。术后早期进食易吃少流质、易消化的食物。

29. 脑肿瘤病人术后鼻饲老是出现腹泻怎么办

较大的脑肿瘤患者，尤其是脑干肿瘤等患者术后早期需要气管切开、鼻饲等治疗。鼻饲后出现的腹泻是肠内营养最常见的并发症，每日排稀水样便 4 次以上即可称为腹泻。腹泻主要与病人被动饮食及饮食的数量、质量、温度等有关。灌注速度过快、温度过低、食物污染等都会引起腹泻。所以，选择饮食时应注意食物的渗透压及成分，要注意葡萄糖、脂肪不应过多，同时要注意有适量的纤维素。适量的纤维素可增加结肠中大便的稠度并使大便成块状。在饮食供给上还要把握好温度及每次进食量、输入方式、速度等。鼻饲液温度一般易为 37℃～42℃，冷时加用恒温器控制温度，以保证肠内营养液所需的恒定温度，有利于维持肠道及机体的免疫功能。

30. 积极的心态有助于食物消化吸收

由于病人对癌症了解不多，常把癌症当作“不治之症”、“绝症”、“死缓的宣判”等。常有病人一听说自己患了癌症，就认为“一切都完了”，等待死亡的来临，产生悲观、惧怕、忧虑、愤怒、悲伤等消极情绪，这样会丧失信心，忧虑终日，严重影响治疗效果。而情绪低落时，消化液分泌就会受到抑制，胃肠蠕动明显抑制，会影响食物消化和吸收，造成消化不良。如果能振作精神，面对现实，相信科学，坚强地迎接各种挑战，惧怕的心理就会大大降低，并会采取更加积极的态度去接受由疾病和治疗所带来的种种反应。愉快进餐能使消化液分泌增多，食物中的营养成分得到充分消化和吸收。

31. 几种常见肿瘤的术后食谱举例

(1)胃肿瘤术后

胃肿瘤手术后半流食谱举例：

7:00 煮鸡蛋面条（面50克，蛋花，碎青菜100克）。

9:00 稠大米粥（大米25克），水果泥（水果75克）。

11:00 稠大米粥（大米25克），小馒头（面粉50克），清蒸小黄鱼（75克），素炒冬瓜（150克）。

15:00 冲藕粉1杯，水果泥（水果100克）。

17:00 稠大米粥（大米25克），小馒头（面粉25克），碎菜炒肉末（猪瘦肉50克，菜150克）。

20:00 饺子（面粉25克，肉泥25克）。

胃肿瘤手术后普食食谱举例：

7:00 馒头（面粉75克），煮鸡蛋1个。

9:00 面包1片，纯牛奶1杯。

11:00 米饭（大米75克），清蒸鲈鱼（50克），素炒西葫芦（150克）。

15:00 水果 1 个，苏打饼干(25 克)。

17:00 米饭(大米 75 克)，炒猪肝(猪肝 65 克)，素炒青菜(青菜 150 克)。

20:00 饺子(面粉 25 克，肉泥 25 克)。

(2)结肠肿瘤术后

结肠癌术后半流食谱举例：

7:00 素菜包(100 克)，脱脂牛奶 150 毫升。

9:00 大枣汤(大枣 10 克)。

11:00 粥(大米 50 克)，南瓜肉末(瘦肉 25 克)，清蒸小黄鱼(小黄鱼 50 克)。

15:00 苹果羹(苹果 100 克)。

18:00 粥(大米 50 克)，西红柿炒蛋，清蒸带鱼(带鱼 25 克)。

结肠癌术后普食食谱举例：

8:00 豆浆 250 毫升，肉包(100 克)。

11:00 米饭(大米 125 克)，香菇炒肉片(瘦肉 25 克)，清炒四季豆，芹菜鱼饼条(鲩鱼 50 克)。

15:00 橙子 1 个。

18:00 米饭(大米 125 克)，胡萝卜肉片(瘦肉 25 克)。清炒小白菜，红烧鲳鱼(鲳鱼 50 克)。

(3)肝肿瘤术后

肝肿瘤手术后半流食谱举例：

7:00 煮面条(面 50 克,碎青菜 50 克),豆腐干(50 克)。

9:00 冲藕粉 1 杯,水果泥(水果 100 克)。

11:00 稠大米粥(大米 25 克),小馒头(面粉 50 克),清蒸小黄鱼(75 克),素炒西葫芦瓜(150 克)。

15:00 脱脂牛奶 1 杯,苏打饼干(25 克)。

17:00 稠大米粥(大米 25 克),小馒头(面粉 25 克),碎菜炒肉末(猪瘦肉 50 克,菜 150 克)。

20:00 饺子(面粉 25 克,肉泥 25 克)。

肝肿瘤手术后普食食谱举例：

7:00 馒头(面粉 75 克),南豆腐(150 克)。

9:00 多维面包 1 片,豆浆 1 杯。

11:00 米饭(大米 100 克),清蒸鲈鱼(75 克),素炒胡萝卜莴笋片(200 克)。

15:00 水果(200 克),冲藕粉 1 杯。

17:00 米饭(大米 100 克),炒牛肉(牛肉 75 克),素炒青菜(200 克)。

(4)胰腺肿瘤术后

胰腺癌术后半流食谱举例：

7:00 豆腐干菜包(100 克),米汤。

9:00 白木耳汤。

11:00 粥(大米 50 克),苦瓜肉末(瘦肉 25 克),鱼丸(鲩鱼 25 克)。

15:00 苹果羹(苹果 100 克)。

18:00 粥(大米 50 克),丝瓜肉末(瘦肉 25 克),海参汤(海参 50 克)。

胰腺癌术后普食食谱举例:

8:00 香菇球菜包(100 克),脱脂牛奶 250 毫升。

11:00 米饭(大米 125 克),西兰花炒肉(瘦肉 25 克),海带豆芽,山药排骨汤(排骨 25 克)。

15:00 猕猴桃 1 个。

18:00 米饭(大米 125 克),胡萝卜肉片(瘦肉 10 克)。清炒甘蓝,鲫鱼豆腐汤(鲫鱼 100 克)。

(四)肿瘤病人如何选择常见保健品

1.肿瘤病人可以吃蛋白质粉吗

所谓蛋白质粉,一般是采用提纯的大豆蛋白、酪蛋白、乳清蛋白等一种或几种蛋白的组合构成的粉剂,其用途是为缺乏蛋白质的人口服补充蛋白质。

蛋白质是构成机体组织、器官的重要成分,人体各组织、器官无一不含蛋白质。同时人体内各种组织细胞的蛋白质始终在不断更新，只有摄入足够的蛋白质方能维持组织的更新，身体受伤后也需要蛋白质修复。另外，蛋白质还作为抗体参加人体的免疫。因此，肿瘤病人每日摄入适量的蛋白质可以使身体处于一个良好的平衡状态，并使免疫系统维持良好的状态。

对于肿瘤病人而言，只要坚持食物丰富多样，经常摄入奶类、鱼类、蛋类、肉类、禽类、大豆等食物，一般能满足人体对蛋白质的需要，没有必要再补充蛋白质粉。对于某些原因导致摄入不足者，可适量选用，但不可过量，因为蛋白质摄入过多，不但是一种浪费，而且对人体健康也是有危害的。对于一些肝肾衰竭者，更要严格控制蛋白质摄入量和种类，最好在营养师指导下选用。

2. 肿瘤病人可以吃人参类保健品吗

人参由于根部肥大，形若纺锤，常有分叉，全貌颇似人的头、手、足和四肢，故而称为人参。人参被人们称为“百草之王”，是老幼皆知的名贵药材。人参的主要成分是人参多糖。古代医家把人参视为延年益寿的圣品。人参性微寒、无毒，味甘、微苦；归脾、肺、心经。具有大补元气，安神益智，益气生津，补虚扶正，延年益寿的功效。若脾胃热实，肺受火邪，喘嗽痰盛，失血初起，胸膈痛闷，噎膈便秘，有虫有积者忌服。

现代医学研究证明，人参中的人参多糖可对正常机体和荷瘤机体的免疫功能具有调节作用，是一种免疫刺激剂，主要通过刺激机体各种免疫活性细胞的成熟、分化和繁殖，使机体免疫系统恢复平衡，发挥机体自身的防御功能；通过直接损伤肿瘤细胞脱氧核糖核酸（DNA）、阻滞细胞分裂周期、影响肿瘤基因表达、诱导肿瘤细胞分化，以及提高体内激素水平等多种途径诱导肿瘤细胞凋亡和癌细胞分化逆转；抑制肿瘤新生血管形成、抗肿瘤转移、增强抗氧化酶活性、减少氧自由基等几方面抗肿瘤；还可以与化疗药物联用增效减毒，逆转抗肿瘤药物耐药性。因此，肿瘤病人可选用该类保健品，但如在化疗期间使用，需要咨询相关专业医务人员意见。

人参还有抗疲劳功效，抗过敏作用，增加心脑血管供血，增强脑功能，延缓脑老化及提高记忆功能，调节中枢神经系统兴奋，提高机体适应性，保护和刺激骨髓的造血功能，增加肝脏代谢及酶的活性，增强肝脏的解毒能力。

3. 肿瘤病人可以吃冬虫夏草类保健品吗

冬虫夏草简称虫草，是冬季真菌寄生于虫草蛾幼虫体内，到了夏季发育而成。因此得名，是一种传统的名贵滋补中药材。中医学认为，冬虫夏草性温、味甘；归肾、肺经。能保肺气，实腠理，补肾益精。

现代医学研究证明，冬虫夏草能调节免疫系统，有抗癌功能。免疫系统相当于人体中的军队，对内抵御肿瘤，清除老化、坏死的细胞组织，对外抗击病毒、细菌等微生物感染。冬虫夏草对免疫系统的作用像是在调整音量，使其处于最佳状态。它能增加免疫系统细胞、组织数量，促进抗体产生，增加吞噬、杀伤细胞数量，并增强其功能。冬虫夏草抗肿瘤作用是通过免疫因子的调节作用，增强自然杀伤细胞、淋巴因子激活的杀伤细胞(LAK 细胞)、单核吞噬细胞等对癌细胞的杀伤和吞噬作用，阻止癌细胞的生长和转移。因冬虫夏草天然资源量稀少，故价格十分昂贵，普通病人难以接受，而现在该类保健品多以人工培养的冬虫夏草菌粉为原料制作，价格相对易于接受，且功效与天然冬虫夏草相似，肿瘤病人可酌情选用。

冬虫夏草还有提高细胞能量、抗疲劳，调节心脏功能，调节肝脏功能，调节呼吸系统功能，调节肾脏功能，调节造血功能，调节血脂，直接抗病毒，调节中枢神经系统功能，调节性功能等作用。

4. 肿瘤病人可以吃灵芝类保健品吗

灵芝含有多种对人体有益成分，如灵芝多糖、核苷类、呋喃类衍生物、甾醇类、生物碱类、蛋白质、多肽、氨基酸类、三萜类、倍半萜、有机锗、无机盐等。中医学认为，灵芝性平、味甘，归心、肺、脾经。有益气血，安心神，健脾胃的功效。

现代医学研究证明，灵芝能调节机体的免疫功能，抗肿瘤。灵芝是最佳的免疫功能调节剂和激活剂，它可有效调节机体的免疫功能，增强患者自身的防癌、抗癌能力。灵芝可以通过促进白细胞介素-2的内源性抗癌物质的生成，通过促进单核巨噬细胞的吞噬功能，提高人体的造血能力（尤其是白细胞），以及通过其中某些有效成分对癌细胞的抑制作用，成为抗肿瘤、防癌及癌症辅助治疗的优选药物。灵芝对人体几乎没有任何不良反应。这种无毒性的免疫活化剂的优点，恰恰是许多肿瘤化疗药物和其他免疫促进剂都不具有的。因此，肿瘤病人可根据自身情况和在专业医务人员指导下，合理选用该类保健品。

灵芝还有保肝解毒，保护心血管系统，抗神经衰弱，降血糖，抗炎镇痛，抗凝血等作用，可改善胰腺微循环障碍，松弛气管平滑肌等。

5. 肿瘤病人可以吃蜂王浆类保健品吗

蜂王浆是一类成分相当复杂的蜂产品，它随着蜜蜂品种、年龄、季节、花粉植物的不同，其化学成分也有所不同。总体来说它含有蛋白质、脂肪、糖类、维生素 A、维生素 B_1、维生素 B_2、叶酸、泛酸、肌醇、类似乙酰胆碱样物质，以及多种人体需要的氨基酸和生物激素等。中医学认为，蜂王浆性平、味甘、酸，归肾、肺、肾经。有滋补、强壮、益肝、健脾的功效。湿热泻痢者禁服，孕妇慎服。

经国内外多年科研和医学临床实践证明，蜂王浆对人类医疗、保健等具有奇特的功效。蜂王浆中含有免疫球蛋白，能有效的调节人体免疫力，预防肿瘤。此外，蜂王浆中含有多种抗癌成分，能抑制癌细胞扩散，使癌细胞发育出现退行性改变，对癌症起到很好地预防作用。肿瘤病人可选用该类保健品，但要注意，因为蜂王浆中有雌激素类物质，食用过多会导致不良后果。

蜂王浆还有改善营养、补充脑力，预防治疗心脑血管疾病，治疗贫血，消炎、止痛、促进伤口愈合，美容，增强食欲及吸收能力等作用。

6. 肿瘤病人可以吃蜂胶类保健品吗

蜂胶是蜜蜂从植物芽孢或树干上采集的树脂（树胶），混入其上腭腺、蜡腺的分泌物加工而成的一种具有芳香气味的胶状固体物。蜂胶含有 70 种以上的黄酮类化合物、多种萜类化合物、有机酸、多种氨基酸、丰富的维生素和无机盐等。中医学认为，蜂胶性寒、味苦、辛，归脾、胃经。内服能补虚弱、化浊脂、止消渴；外用能解毒消肿。

现代医学研究证明，蜂胶中的酚酸类化合物、硒、维生素 C 及 β 胡萝卜素可以阻断体内致癌物亚硝胺的合成，蜂胶中的黄酮可以诱发苯茈羟化酶解除黄曲霉等致癌物质的毒性，从而抑制致癌物或潜在致癌物的产生。蜂胶中还含有抗突变作用，抑制肿瘤细胞生长作用的成分。蜂胶还能够起到免疫佐剂的作用，能够增加抗体的产生，使血清总蛋白和丙种球蛋白的含量增高，白细胞和巨噬细胞的吞噬能力增强，机体的特异性和非特异性免疫能力提高。肿瘤病人在选择此类保健品时应注意其引起的过敏问题，因为蜂胶中含有致敏成分，会引起过敏反应，所以服用时应先取最小量试用，30 分钟内无不适反应再以正常量食用。

蜂胶还有广谱的抗菌及增强某些抗生素的抗菌作用，可抗炎镇痛，促进组织细胞再生；对胃溃疡有治疗作用；能降三酰甘油、胆固醇；减轻更年期症状；修复喝酒造成的脂肪肝、肝损伤；帮助糖尿病患者降低血糖，营养肌肤，延缓衰老等作用。

小贴士：蜂胶引起的过敏反应不能说明蜂胶含有毒成分，而是使用者属于过敏性体质，病理学属于变态反应。犹如有的人在春季会对空气中的花粉过敏一样。

7. 肿瘤病人可以吃大蒜类保健品吗

大蒜素是从大蒜中提取或人工合成，含有多种挥发性含硫化合物成分。中医学认为，大蒜性温、味辛、平，归脾、胃、肺经。大蒜具有行滞气、暖脾胃、消症积、解毒，治饮食积滞、脘腹冷痛、水肿胀满、痈疽肿毒、斑秃癣疮和蛇虫咬伤的功效。阴虚火旺者，以及目疾、口齿、喉、舌诸症，慢性胃炎溃疡和时行病后均忌食。

现代医学研究证明，大蒜素对多种肿瘤有明显抑制作用。它主要通过调控基因表达诱导肿瘤细胞凋亡、影响肿瘤细胞周期、影响肿瘤细胞内酶系、调节免疫功能和抗氧化作用等方式达到抗肿瘤的目的。大蒜油还可与其他抗肿瘤药物协同，增强抗肿瘤效果。大蒜素还可作为抗肿瘤药物耐药性的非毒性调节剂，在肿瘤化疗中发挥重要的作用。因此，肿瘤病人可选用该类保健品，但如在化疗期间，需要咨询相关专业医务人员意见。

此外，大蒜素还有抗菌消炎、抗传染病作用；对心血管的保护作用；抗血小板凝聚作用；保护肝脏，增强肝脏解毒功能作用；降血糖和增加胰岛素敏感性作用；激活胃肠黏膜、健胃整肠、促进食欲、加速消化等作用。

8. 肿瘤病人可以吃阿胶类保健品吗

阿胶为马科动物驴及其他驴皮经煎煮浓缩制成的固体胶。李时珍《本草纲目》记载，“阿胶，本经上品。弘景曰：‘出东阿，故名阿胶’”。阿胶性甘、味平，归肺、肝、肾经。具有补血、止血、滋阴润燥的功效。

据报道，阿胶能提高小鼠机体单核吞噬细胞功能(提高吞噬百分率和吞噬指数);能对抗氢化可的松所致的细胞免疫抑制作用;对自然杀伤细胞有促进作用;能使淋巴细胞转化率提高。阿胶还对肿瘤患者化疗后引起的外周血血小板减少症有明显的疗效。因此,肿瘤病人可适量选用该类保健品,但如为药用,应遵循医嘱。

阿胶还可止血补血、增强体质、抗疲劳、强心补肺、强筋健骨、美肤养颜,阿胶还常用于治疗肝硬化、慢性胃炎、阳痿、遗精、早泄、不育症、小便不通,以及女性妊娠期小便淋漓不畅、妊娠腹痛、妊娠高血压综合征、妊娠下痢、产后腹痛、带下病、关节痛、骨质疏松症、溃疡性结肠炎等。

9. 肿瘤病人可以吃蛤蟆油类保健品吗

蛤蟆油又叫雪蛤油、林蛙油,特指中国林蛙长白山亚种的输卵管。中医学认为,蛤蟆油性平、味甘、咸,归肺、肾经。有补肾益精、养阴润肺的功效。

现代医学研究证明,蛤蟆油通过提高巨噬细胞的吞噬率和吞噬指数,调节机体非特异性免疫功能和体液免疫功能,从而调节机体免疫力,并能清除自由基,预防肿瘤。蛤蟆油还可增加白细胞辅助抗癌。因此,肿瘤病人可根据自身情况合理选用该类保健品。需要注意的是蛤蟆油含有雌二醇、辛酮等激素类物质，子宫肌瘤患者不推荐选用。此外，肺胃虚寒、腹泻病人不宜用蛤蟆油。

蛤蟆油还能提高机体耐力及抗应激能力，镇静，抗焦虑，抗疲劳，提高脑组织细胞的供氧及利用氧能力，增强性功能，降血脂，延缓衰老，调节体内激素平衡，滋阴养颜、美白皮肤等。

10. 肿瘤病人可以吃鱼油类保健品吗

鱼油主要从鳕鱼、墨鱼、鲐鱼、远东沙丁鱼等深海鱼类提取，其中主要含二十碳五烯酸(EPA)、二十二碳六烯酸(DHA)。

鱼油具有免疫调节作用。补充 EPA、DHA，可调节机体免疫力，提高自身免疫系统战胜癌细胞的能力。鱼油中的不饱和脂肪酸可用以协调人体的自身免疫系统。因此，肿瘤病人可适量选用该类保健品。需要注意的是，鱼油摄入过多，会消耗体内的抗氧化物质，使其清除自由基的能力降低，自由基产生增加而造成对身体伤害。

鱼油还有降血脂、防止动脉硬化作用；抗凝血、预防心脑血管疾病作用；抗炎作用；健脑作用；促进婴幼儿脑细胞发育，增强学习记忆功能，预防老年人脑细胞萎缩和老化作用;改善、保护视力作用。

11. 肿瘤病人可以吃膳食纤维类保健品吗

膳食纤维一般是指那些不被人体消化吸收的碳水化合物,它对人体具有多种重要的生理功能。膳食纤维类保健品可从植物性食物,如蔬菜、水果、粗粮中提取获得。

膳食纤维可促使肠道双歧杆菌等有益菌的活化、繁殖,从而抑制有害菌的繁殖,减少有害菌产生的致癌物;并促使多种致癌物质随粪便一起排出,降低致癌物的浓度而防癌。因此,肿瘤病人如日常摄入含膳食纤维丰富的食物(蔬菜、水果、粗粮等)不多者,可适量选用该类产品。必须注意膳食纤维摄入过多而引起的无机盐等营养素吸收障碍问题。

膳食纤维还可促进肠道蠕动、吸水膨胀后增加大肠内容物体积、被肠道细菌降解产生二氧化碳使肠道酸度增加,从而达到预防便秘的作用。膳食纤维还有减轻有害物质所导致的中毒和腹泻、调节血脂、调节血糖、控制肥胖等作用。

12. 肿瘤病人可以吃低聚糖保健品吗

低聚糖是由 2～10 个单糖通过糖苷键连接形成的直链或支链的一类低度聚合糖。较常见的有低聚

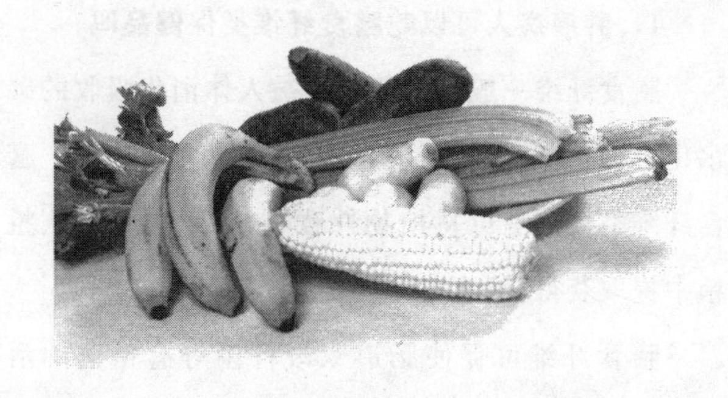

果糖、大豆低聚糖、低聚木糖、低聚异麦芽糖、低聚半乳糖等，它们是通过提取或特殊工艺获得。

低聚糖可改善人体内微生态环境，有利于双歧杆菌和其他有益菌的增殖，其经代谢产生的有机酸可使肠内 pH 值降低，抑制肠内沙门菌和腐败菌的生长，抑制肠内腐败物质产生，调节人体免疫功能而抑制肿瘤生长。肿瘤病人可以适量选用该类产品，或在专业医务人员指导下使用。

低聚糖还有类似水溶性植物纤维的作用，能改善血脂代谢，调节胃肠功能，改变大便性状，防治便秘，并可被细菌利用合成维生素。低聚糖属非胰岛素依赖的糖，不会使血糖升高，适合于高血糖人群和糖尿病患者食用。因其不被龋齿菌形成基质，也没有凝结菌体作用，所以可防龋齿。

小贴士：低聚糖属非胰岛素依赖的糖，不会使血糖升高，适合于高血糖人群和糖尿病人食用。

13. 肿瘤病人可以吃大豆磷脂类保健品吗

大豆磷脂是以大豆为原料所制的磷脂类物质，是卵磷脂、脑磷脂、肌醇磷脂、游离脂肪酸等成分组成的复杂混合物。

以大豆磷脂做巨噬细胞功能试验，发现其有明显的促进吞噬功能的作用可使巨噬细胞应激性增加，激活巨噬细胞达到吞噬肿瘤细胞，而对肿瘤产生控制作用。大豆磷脂能促进淋巴细胞转化率提高、T淋巴细胞的增殖，亦可增强人体淋巴细胞脱氧核糖核酸（DNA）的合成功能，增强机体免疫功能从而抗肿瘤。因此，肿瘤病人可适量选择该类保健品。

另外，大豆磷脂可促进儿童脑和神经系统的发育，改善学习和认知能力，对老年人能延缓脑细胞萎缩和脑力衰退，推迟智力衰退；有明显的降三酰甘油、胆固醇、脂质过氧化物和降低动脉硬化、细胞膜老化等多方面的效果；可提高人体的代谢能力和机体组织的再生能力，延缓衰老；大豆磷脂中的卵磷脂是细胞膜的主要组成成分，对维持细胞的正常结构与功能、促进细胞生长发育有重要作用；可以减少脂肪肝的发生，促进肝细胞再生，从而恢复肝功能，防治肝硬化。

14. 肿瘤病人可以吃微量营养素类保健品吗

人体必需的无机盐和维生素简称为微量营养素，在人体的生理功能调节和慢性疾病的预防中占有重要作用。无机盐分为常量元素和微量元素，常量元素有钙、铁、钾、钠、镁、硫、氯等7种；微量元素有铁、碘、锌、硒、铜、钼、铬、钴等8种。维生素分为脂溶性和水溶性两类，脂溶性维生素，有维生素A、维生素D、维生素E、维生素K等4种，水溶性维生素，有维生素B_1、维生素B_2、维生素B_6、烟酸、维生素B_{12}、叶酸、维生素C、胆碱、生物素、泛酸等10种。

微量营养素中的维生素A是强抗氧化剂，能激发人体细胞活力、延缓衰老、防癌抗癌、消除自由基、阻断细胞癌变，并能使已经向癌细胞分化的细胞重新恢复成正常细胞。维生素C能增强机体免疫力，具有抗氧化作用，能中和亚硝胺等致癌物质，促进干扰素的生成，从而防癌。维生素E是强抗氧化剂，能抗衰老，保护细胞膜的完整，免受过氧化脂质的损害，减少脂褐素的积累，抑制自由基的形成，能防癌抗癌。锌能维护机体免疫功能，防癌抗癌。硒能增强机体免疫功能，保护细胞核与基因成分的完整性，促进正常细胞增殖和再生的功能，破坏氧自由基，保护细胞膜不受氧自由基侵害，阻断致癌物在体内代谢或活化过程，抑制肿瘤细胞的繁殖，还可通过调整细胞分裂、分化及癌基因表达，使癌细胞行为向正常方向转化，达到防癌抗癌作用。其他微量营养素也可通过调整机体状态，使肿瘤病人抗病能力增强。

微量营养素类保健品即选用一种或几种无机盐、维生素所制成。此类保健品根据其所含主要成分不同，功能亦有较大差异。因此，肿瘤病人选择这些保健品时，最好根据病情需要或在专业医务人员指导下选用。注意此类保健品浓度很高，很容易出现摄入过量，而一些无机盐和脂溶性维生素摄入过量互相干扰，甚至导致中毒。如磷摄入过量会不利于钙的代谢。钙摄入过量会增加肾结石危险性，持续摄入大量钙会使降钙素分泌增多、发生骨硬化。铁摄入过量会干扰锌的吸收，长期过量摄入会导致机体内铁储存过多，出现损伤多器官的血红蛋白沉着症(常表现为器官纤维化,组织中含有极高浓度的铁)。维生素 A 摄入过多会导致急、慢性中毒(急性中毒表现:恶心、呕吐、头痛、眩晕、视觉模糊、肌肉失调、嗜睡、厌食等;慢性中毒表现:头痛、脱发、肝大、长骨末端疼痛、肌肉僵硬、皮肤瘙痒等)。维生素 D 摄入过多会导致食欲缺乏、体重减轻、恶心、呕吐、腹泻、头痛、多尿、烦渴、发热,血清钙磷增高,以致发展成动脉、心肌、肺、肾、气管等软组织转移性钙化和肾结石,严重的维生素 D 中毒可导致死亡。

小贴士:无机盐分为常量元素和微量元素,常量元素有钙、铁、钾、钠、镁、硫、氯等 7 种;微量元素有铁、碘、锌、硒、铜、钼、铬、钴等 8 种。

二、肿瘤预防与饮食

(一)预防肿瘤,从生活点滴做起

1.世界癌症研究基金会提出的14条防癌膳食指南

总部设在英国的世界癌症研究基金会曾在“食物、营养与癌症预防”报告中对膳食提出14项建议。这些建议可作为防癌的参考:

(1)食用营养丰富的并以植物性食物为主的多样化膳食:选择富含各种果菜、豆类的植物性膳食,但并不意味着必须素食,不过,应该让植物性食物占饭菜的三分之二以上。

(2)保持适宜的体重:避免体重过低或过高,并将整个成人期的体重增加限制在5千克以内。

(3)坚持体力活动:假如从事轻型或中等体力活动的职业,则天天应进行约1小时的快步走或类似的运动,每星期还要安排至少1小时的较剧烈出汗运动。

(4)鼓励全年多吃蔬菜和水果:使其提供的热能

达到总热能的7%,全年每日吃多种蔬菜和水果,每日达400～800克。

(5)选用富含淀粉和蛋白质的植物性主食:应占总热能的45%～60%,精制糖提供的总热能应限制在10%以内。个体每日摄入的淀粉类食物应达到600～800克,还应尽量食用粗加工的食物。

(6)不要饮酒:尤其不应该过度饮酒。假如要饮酒,男性应限制在2杯,女性在1杯以内。孕妇、儿童及青少年不应饮酒。

(7)控制肉类食品:在肉类食品中的红肉(指牛、羊、猪肉及其制品)的摄取量应低于总热能的10%,每日应少于80克,最好选择鱼和禽类。

(8)控制脂肪、油类:总脂肪和油类提供的热能应占总热能的15%～30%,限制脂肪含量较多,凡是动物性脂肪较多的食物,植物油也应适量,且应选择含单不饱和脂肪酸并且氢化程度较低的植物油。

(9)限制食盐:成人每日从各种来源摄入的食盐不应超过6克,其中也包括盐腌制的各种食品。

(10)尽量减少真菌对食品的污染:应避免食用受真菌毒素污染或在室温下长期储藏的食物。

(11)食品保藏:易腐败的食品在购买时和在家

中都应冷藏或用其他适当方法保藏。

(12)减少食品添加剂使用:对食品的添加剂及各种化学污染物应留意其安全用量,乱用或使用不当可能影响健康。

(13)营养补充剂:补充剂不能减少患癌症的危险几率,大多数人应从饮食中获取各种营养成分,而不是营养补充剂。

(14)食物烹调:在吃肉和鱼时用较低的温度烹调,不要食用烧焦的肉和鱼,也不要经常食用烧烤、熏制的鱼和肉。

世界癌症研究基金会除了对膳食提出 14 条建议外,还建议人们不要吸烟。

2. 远离癌症,务必小心饮水

水是生命之源,是人体内体液的重要成分,约占体重的 60%,具有调节体温、运输物质、促进体内化学合成、润滑肌肤和器官的作用。水是人类赖以生存的重要条件,人们饮用的自来水,都是经氯化消毒灭菌处理过的。潜伏在自来水中的罪魁祸首是三卤甲烷,包括三氯甲烷、二氯溴甲烷、三氯溴甲烷和三溴甲烷等 4 种氯化物。主要作用于中枢神经系统,造成肝、肾损害,已被流行病学证实为动物致癌物质，危害很大。饮用未煮沸的水，患膀胱癌、直肠癌的可能性增加21%～38%。当水温达到100℃，这几种有害物质会随蒸气蒸发而大大减少，如继续沸腾5分钟，则饮用更安全。在我国的肝癌高发区，饮用沟塘水的居民肝癌死亡率最高，饮用河水者次之，饮用深井水者最低，显然饮用水污染和肝癌的患病率有关。污染的水中含有致癌促癌物质，如蓝绿藻毒素、腐殖酸等。

为了减少自来水中致癌物对人体的危害，应当采取积极的预防办法：农村地区包括使“呆水”变活水，即由饮用塘水、宅沟水（住宅周围塘内的死水）改为饮用井水、深井水或兴办小型自来水厂等。城市则采取改用污染少的水源做自来水，防止饮水水源污染。个人和家庭不要饮用生自来水；提前将水装入容器放置，等三卤甲烷挥发一段时间后再用；尽量不使用合成洗涤剂。还可使用活性炭或臭氧净水器等措施。

3. 食用油高温加热、油炸过程与肿瘤的关系

中国妇女和海外女性华人肺癌发病率较高，其原因可能与中国高温煎炸等烹调方式有关。上海市肿瘤研究所对此进行了食用油加热产物的致突变研究，发现菜油、豆油加热至270℃～280℃对鼠伤寒沙门菌致突变呈阳性，主要是菜油中的不饱和脂肪酸的氧化在油烟致突变物的形成过程中起着重要作用。饮食业加工食物时，常反复使用油脂（如炸油条、油饼），这些油常烧一两天，烧过的油呈黑色，其中的过氧化物急剧升高，实验结果表明，油被连续重复加热，以及将其添加到未加热的新油中，都会促进致癌物和辅助致癌物的生成。当然，不能就此认定加热会使食物中致癌物增加，但致癌物的形成，一是高温环境，二是食物本身某些成分在高温下热解形成致癌物。用烧焦的食物喂动物，可以引起各种形式的癌症，以消化道癌症最为常见。

小贴士：适合肿瘤病人的烹调方法为蒸、煮、炖、拌、烩、熘及快炒；不适宜油炸、油浸、熏、烤及腌制。

4. 熏烤食物对肿瘤的影响

熏鱼、熏鸡、熏肉、熏肠和火腿等熏制食品风味独特，香气诱人，在许多地方都是家常风味食品。然而，在这些熏制食品中，常含有多环芳烃类化合物，长年食用，尤其是吃熏制过度及焦化的食品潜伏着致癌危险，和熏制品关系最密切的是胃癌和肠癌。

熏制食品致癌性的大小决定于许多因素：

(1)与食入量有关，吃得越多，摄入的苯并芘等致癌物也越多，所以熏制品不宜作为日常食品。

(2)与熏烤方法有关，最好选用优质焦炭作为熏烤燃料。熏烤时食物不宜直接与火接触，熏烤时间也不宜过长，尤其不能烤焦。

(3)和食物种类有关，肉类熏制品中致癌物质含量较多，而淀粉类熏烤食物，如烤白薯、面包等含量较小。

当然，我们不是说熏烤制品不能吃，一些熏烤制品作为民族传统食品，偶尔吃一些还是别有风味的，也是安全的。但是考虑到它有潜在的致癌性，所以不宜长年累月地作为日常食品食用。

5. 盐腌制食物对肿瘤的影响

虽然人们都知道“腌制食物含有致癌物，食物尽量吃新鲜的好”，但一些喜好腌制食物口味的人群，还是离不开腊鱼、腊肉、腊肠。酸菜、雪里蕻等腌菜，更是一些人日常餐桌上的调味菜。腌制食物安全性问题主要是：腌制过程中，食物中本来就存在着的硝酸盐，会还原成强氧化剂——亚硝酸盐。当人体摄入亚硝酸盐后，不仅可引起急性中毒，使血中低铁血红蛋白氧化成高铁血红蛋白，失去运氧的功能，缺氧会出现发绀而中毒。亚硝酸盐还是引起胃癌、食管癌的重要因素。

据科学测定，食物腌制的前 2 天，亚硝酸盐的含量并不高，只是在腌制 3～8 天时亚硝酸盐的含量达到最高峰，9 天以后开始下降，20 天后基本消失。所以腌制食物的吃法也有讲究。

(1)要么在 2 天之内食用，要么在 1 个月后食用为好。

(2)烹饪腊制食物前，用日晒、水煮，或用热水浸泡洗涤，都可以让亚硝酸盐挥发、分解。用水煮 2 分钟或日照 30 分钟，或用热水清洗的方法处理，都可在一定程度上去除腌制食物中的亚硝酸盐，降低致癌物的危害。

(3)吃腌制食物时，应多吃些水果蔬菜。果蔬中的抗氧化剂，能中和部分亚硝酸盐，降低腌制食物的致癌性。

小贴士：六大最严重的亚硝酸盐隐藏地：粉嫩熟肉(烹制时加入过多嫩肉粉)；隔夜剩菜；放太久的凉拌菜；腌制食品；久煮火锅汤；刺鼻海鲜干货。不能食用。

6. 饮食是防治癌症的一个关键

世界卫生组织肯定肿瘤三分之一可以预防，三分之一可以治疗，还有三分之一可以改善生存质量，延长寿命，充分强调了调整生活方式和优化膳食的重要性。

《癌症的原因》一书中指出：因癌症死亡的人约35%与膳食有关。所以饮食是防治癌症的一个关键。不良或不当的饮食，可导致或促进肿瘤的发生、发展及复发。新近有研究表明：癌症绝大部分是由环境因素引起的，其中，食物是一大因素。

脂肪是癌症的主要危险因素，它与乳腺癌、结肠癌、直肠癌等发生有着密切的关系，控制膳食脂肪摄入在总热能30%以下，应作为首选；蔬菜和水果越来越被证明是多种癌症(包括消化道癌如口腔、食管、胃、结肠、直肠，呼吸系统癌如咽、喉、肺及与内分泌有关的癌如乳腺、胰腺等)的保护因素，进一步研究表明，蔬菜和水果的摄入量越高，则发生癌症(胃、结肠、直肠、肺等)的危险性越小，存在着明显的量-效关系。有学者估计，如果能做到每人每天摄入400～800克新鲜水果和蔬菜，则可使肺癌和胃癌的发生减少50%。

一般认为，蔬菜和水果除了其中所含的抗氧化营养素和膳食纤维外，多种非营养素生物活性物质，很可能也具有重要的防癌作用。

（二）调节免疫，远离肿瘤

1. 水能载舟，亦能覆舟——免疫与肿瘤

免疫系统不但具有排除肿瘤细胞的能力，而且还具有促进肿瘤生长的作用。例如，正常时，抗体会协同免疫系统保持人体内环境的平衡，抑制致病因素，清除肿瘤细胞。但在异常时，肿瘤细胞的抗原决定簇会被抗体掩盖，以保护肿瘤细胞躲过抗体的攻击；正常时，单核吞噬细胞中的吞噬细胞有消灭肿瘤的作用，在异常时，则有促瘤生长和转移的作用。这就说明抗体和巨噬细胞的功能有双重性。其实，许多免疫细胞或免疫因子，甚至免疫系统都有这种双重功能。所以免疫异常与癌症密切相关，保持一个健康的免疫环境对预防肿瘤、治疗肿瘤非常重要。

小贴士：免疫是机体免疫系统对外源性异物和内源性异物细胞的反应，是机体识别"自己"与"非己"，并对"非己"加以排斥和清除，以维持体内环境平衡稳定的一种生理性防御反应。

2. 免疫异常的元凶——营养不均衡

人的生命活动中，六大营养素在人体内的生化反应及维持人体的正常功能中，起着十分重要的作用，对维持人体健康的免疫系统也起着不可或缺的作用。其在人体中的构成比例，一旦发生非正常性的变化，不仅对人体会产生病理性的后果，也会导致免疫异常，导致肿瘤的发生。例如，人群中发病率最高、影响最广的疾病，正是微量元素的缺乏或过多而引起的：恶性肿瘤患者血清铜、铜/锌比值就高；血清硒、血清锌就低。多数研究表明，硒元素的缺乏或降低是恶性肿瘤的特征。同样，铁的多或少均可诱发肿瘤；硼的缺乏也会使某些癌症，如前列腺癌增加。早在20世纪20年代，就有维生素A的缺乏与癌症的发生密切相关的报道。所以，保证各种营养素的正常摄入，特别是微量营养素的足够摄入，保证营养素的摄入均衡对维持健康的免疫系统，对抗肿瘤有着积极意义。

3. 过犹则不及——蛋白质与免疫

蛋白质是维持机体免疫功能的物质基础，上皮、黏膜、胸腺、肝脏、脾脏等组织器官，以及血清中的抗体和补体等，都主要由蛋白质参与构成。蛋白质缺乏对免疫系统的影响非常显著，脾脏和肠系膜淋巴结中细胞成分减少，对异种红细胞产生的抗体滴度明显下降，特异性抗体明显降低。蛋白质缺乏时，胸腺重量的减轻不如脾脏和淋巴结那样明显，但细胞免疫功能却有变化。那是否蛋白质摄入量越高越好呢？其实不尽然，蛋白质摄入量过高不但是对食物蛋白质资源的浪费，而且对人体健康有害。人体对任何营养物质的消化吸收都有一定限度，对蛋白质也一样。如果蛋白质摄入量过高，部分不能被消化，也不能吸收。这些未被消化的蛋白质和已被消化而未被吸收的氨基酸被肠道细菌分解腐败，产生有毒有害物质，如苯酚、吲哚、甲基吲哚及硫化氢等。如果蛋白质摄入过高，腐败产物量过多，肝脏解毒负荷增加。蛋白质摄入量增加，吸收量也会有所增加，但由于不能被人体利用而产生大量代谢废物，加重了肾脏排废功能。如果肾脏负荷长期增加,则会使其功能和结构受损,继而危害整个人体健康。所以,为了保证免疫系统健康,要保证适宜的蛋白质摄入,不宜过量。

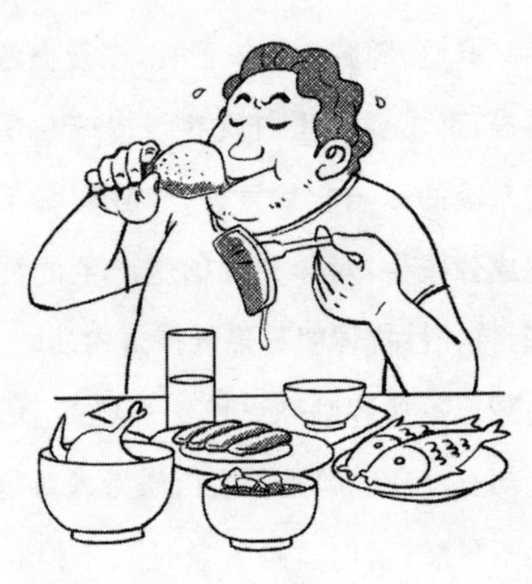

小贴士:必需氨基酸9种:亮氨酸、异亮氨酸、赖氨酸、蛋氨酸、苯丙氨酸、苏氨酸、色氨酸、缬氨酸、组氨酸。

4. 什么叫必需脂肪酸,必需脂肪酸分哪几种

人体除了从食物中得到脂肪酸外,还能自身合成多种脂肪酸,包括饱和脂肪酸、单不饱和脂肪酸和多不饱和脂肪酸。有几种不饱和脂肪酸是维持机体健康不可缺少的，但在体内不能合成，必须每日从膳食中摄取，这几种不饱和脂肪酸称为必需脂肪酸。必需脂肪酸有两种，它们是亚油酸和亚麻酸。动物缺乏必需脂肪酸会发生生长受阻、皮肤和毛发异常、生殖系统损害、血清和脂肪组织组成异常。必需脂肪酸缺乏在人类婴儿可引起皮肤湿疹、鳞状脱屑，以及体重增长减慢。这种症状在进食含有丰富必需脂肪酸的油类后可改善。必需脂肪酸有降低血清胆固醇的作用，并为体内合成前列腺素的原料，还可通过合成磷脂而维护细胞膜的完整性及其正常功能。

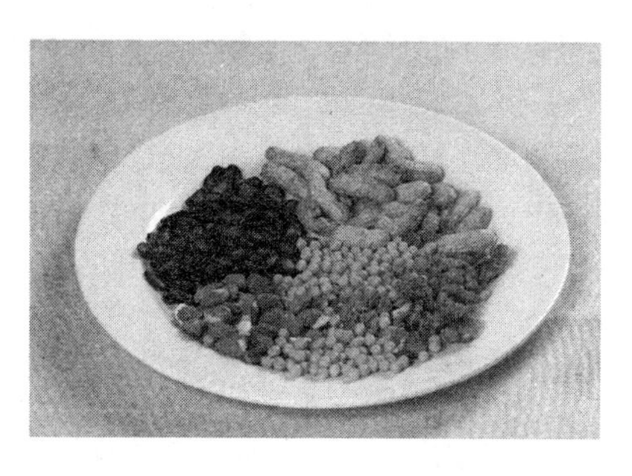

5. 必需脂肪酸与免疫有什么样的关系，哪些食物富含必需脂肪酸，是否摄入越多越好

亚麻酸是 n-3 脂肪酸的母体。它能被延长成为更长链的多不饱和脂肪酸,如 EPA 和 DHA。植物油(含有亚麻酸)和鱼油(主要包含 EPA、DHA)是n-3多不饱和脂肪酸的主要来源。有关的人群流行病学方面的研究和实验研究都显示 n-3 系列脂肪酸对肿瘤细胞具有抑制作用,并且具有改善恶病质、控制肿瘤转移、增强抗癌药物对肿瘤细胞的作用。动物实验和临床研究均已证实,摄入富含 n-3 多不饱和脂肪酸的膳食可抑制自身免疫性疾病。必需脂肪酸的供给量通过研究得出,膳食亚油酸占膳食热能的 3%~5%,亚麻酸(n-3)占 0.5%~1%时,可使组织中脱氧核糖核酸(DHA)达最高水平和避免产生

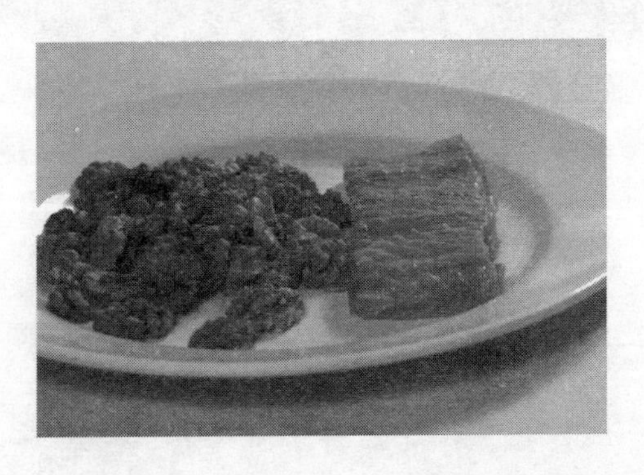

任何明显的缺乏症。不饱和脂肪酸对人体健康虽有益处,但不可忽视的是易产生脂质过氧化反应,因而

产生自由基和活性氧等物质，对细胞和组织可造成一定的损伤，所以也并非摄入越多越好。

小贴士：中国人的饮食结构往往具有高亚油酸（n-6 多不饱和脂肪酸）和低亚麻酸的特点，而研究表明亚油酸/亚麻酸的比例高与多种肿瘤的发生有关，因此日常饮食中应注意适量摄入含亚麻酸丰富的食物，如深海鱼类、亚麻子、胡桃仁等。

6. 维生素 A 与免疫的关系，哪些食物富含维生素 A

维生素 A 对体液免疫和细胞介导的免疫应答起重要辅助作用，能提高机体抗感染和抗肿瘤能力。维生素 A 缺乏或不足时对特异性及非特异性免疫功能均可产生显著影响。维生素 A 缺乏血清抗体降低，肝脏维生素 A 含量与抗体产生呈正相关。维生素 A 多存在于动物性食物中，如动物的内脏（其中以肝脏的含量最高）、蛋类和乳制品等。在贫困地区或发展中国家，动物性食物的供应较少，这些地区人群的维生素 A 食物来源多依靠植物性食物中的胡萝卜素，深色蔬菜中的含量较高，如南瓜、胡萝卜、菠菜、西红柿、辣椒等;水果中以芒果、橘子等含量比较丰富。

7. 维生素 E 与免疫的关系,哪些食物富含维生素 E

维生素 E 缺乏对免疫应答可产生多方面的影响,包括对 B 细胞和 T 细胞介导的免疫功能的损害。维生素 E 能增强淋巴细胞对有丝分裂原的刺激反应性和抗原、抗体反应,促进吞噬。维生素 E 能阻断亚硝酸盐形成致癌物亚硝胺。此外,维生素 E 和硒能共同保护细胞免受致癌物的伤害。维生素 E 的毒性相对较小,但每日摄入维生素 E 达到800～1 200毫克时,引起血小板黏附力降低,故在手术前后应慎服大剂量的维生素 E。维生素 E 含量丰富的食物有植物油、麦胚、坚果、豆类和谷类;肉类、鱼类等动物性食物和水果、蔬菜中含量很少。目前,我国居民摄入植物油较多,其中所含的多不饱和脂肪酸也随之增加,因此维生素 E 的摄入量也需相应增加,因它有很强的抗脂质过氧化作用。一般每摄入 1 克多不饱和脂肪酸,应摄入维生素 E 0.4 毫克。

小贴士:亚硝酸盐的致癌机制是:在胃酸等环境下亚硝酸盐与食物中的仲胺、叔胺和酰胺等反应生成强致癌物N-亚硝胺。亚硝胺还能够透过胎盘进入胎儿体内,对胎儿有致畸作用。

8. 维生素C与免疫的关系,哪些食物富含维生素C

在所有的微量营养素中,维生素C对宿主免疫功能的影响最先引起人们关注。维生素C对胸腺、脾脏、淋巴结等组织器官生成淋巴细胞有显著影响,还可以通过提高人体内其他抗氧化剂的水平而增强机体的免疫功能。维生素C主要来源是新鲜蔬菜和水果,如绿色和红、黄色的辣椒、菠菜、西红柿、大枣、柑橘、草莓等;野生的蔬菜和水果,如苜蓿、刺梨、沙棘、猕猴桃等含量尤其丰富。食物中存在一些因素可以影响维生素C的生物利用率,如植物中的一些酶系统多为含铜金属酶,如黄瓜和白菜的含铜酶量较高,能催化维生素C的氧化,因此蔬菜储藏过程中,维生素C会有丢失;而另一方面,某些植物中的生物类黄酮,如多酚类、芦丁、黄酮醇等,可能与铜离子络合,抑制含铜酶活性,对抗坏血酸有保护作用，因此在选择食物时应注意合理搭配。

9. 铁与免疫的关系，哪些食物富含铁

铁可以激活多种酶，铁缺乏，核糖核酸酶活性降低，肝、脾和胸腺蛋白质合成减少，使免疫功能出现异常，如淋巴细胞及外周血T细胞减少，淋巴细胞增殖能力受抑制。但是，大量流行病学资料和动物实验都表明，体内铁储存过多，与肝、结肠、直肠、肺、食管、膀胱等多种器官的肿瘤有关。所以要谨慎选择铁制剂，不能过量摄入，尽量从食物中摄取。

食物中的铁可分为血红素铁和非血红素铁两类，它们以不同的机制被吸收。血红素铁主要存在于动物性食物，如动物肝脏、动物全血、畜禽肉等。此种类型的铁可直接被肠黏膜细胞吸收，受干扰因素少，吸收率高；非血红素铁主要存在于植物性食物中，如黑芝麻、黑木耳、菠菜、苋菜等，其吸收可受到膳食因素如食物中所含的草酸盐、植酸盐等的干扰，吸收率很低。食物中有些成分，如维生素C、葡萄糖、果糖、赖氨酸等有利于铁的吸收。食物中另有一些成分可妨碍铁吸收，如茶叶中的鞣酸、植物纤维、咖啡等。

10. 锌与免疫的关系，哪些食物富含锌

锌缺乏引起免疫系统的组织器官萎缩，含锌的免疫系统酶类活性受抑制，并使细胞免疫和体液免疫均发生异常。缺锌的影响是多方面的，最主要是影响 T 淋巴细胞的功能，还影响胸腺素的合成与活性、淋巴细胞的功能、抗体依赖性细胞介导的细胞毒性、淋巴因子的生成、吞噬细胞的功能等。但是，长期补充大量锌时可发生贫血、免疫功能下降等慢性影响，所以谨慎选择锌补充剂，避免过量，尽量从食物中摄取。锌的来源广泛，但食物中的锌含量差别

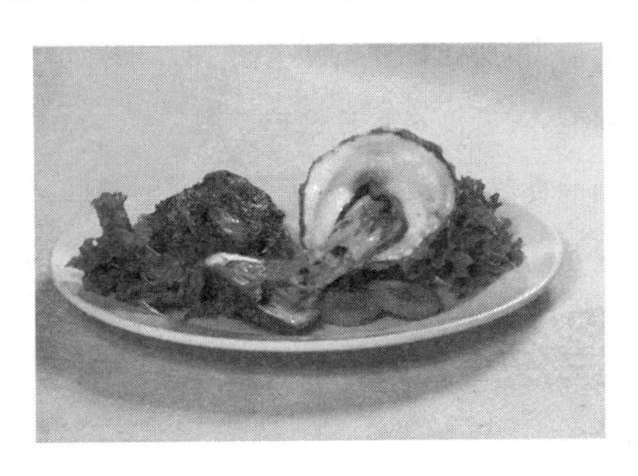

很大；由于在食物中锌的存在形式不同，其吸收率也有很大差异。红肉和贝壳类是锌的最好来源，按每100 克食物中含锌量（毫克）计算，生耗可达 100 以

上，畜禽肉及肝、蛋类在2～5，而除谷类的胚芽以外的植物性食物含锌量很低。

11. 硒与免疫的关系，哪些食物富含硒

硒是人类及动物必需微量元素之一，大量研究表明，硒具有明显的抗肿瘤作用和免疫增强作用。硒对正常人和肿瘤病人的红细胞Cb受体有明显的激活作用，可降低致癌物质的诱癌性。硒能明显增强正常人和肿瘤病人红细胞免疫黏附肿瘤细胞的能力，选择性抑制癌细胞。硒能通过抗氧化作用阻抑致癌物与宿主细胞结合，并能抑制细胞内溶酶体酶系统的活力，加强机体的解毒作用。硒能增加机体免疫功能，对遗传物质有保护作用。

硒的良好来源是海洋食物和动物的肝、肾及肉类。现在已人工培养出了富硒酵母、富硒香菇。

（三）历史悠久的抗肿瘤食物——药食同源食物

1. 什么叫药食同源，中药与食物有哪些共同点和不同点

“药食同源”，是指许多食物即药物，它们之间并无绝对的分界线，古代医学家将中药的“四性”、“五味”理论运用到食物之中，认为每种食物都具有“四性”、“五味”。中药与食物的共同点：可以用来防治疾病。它们的不同点是：中药的治疗药效强，也就是人们常说的“药劲大”，用药正确时，效果突出，而用药不当时，容易出现较明显的不良反应；而食物的治疗效果不及中药那样突出和迅速，配食不当也不至于立刻产生不良的结果。但不可忽视的是，药物虽然作用强但一般不会经常吃，食物虽然作用弱但天天都离不了。我们的日常饮食，除供应必需的营养物质外，还会因食物的性能作用或多或少的对身体平衡和生理功能产生有利或不利的影响，日积月累，从量变到质变，这种影响作用就变得非常明显。从这个意义上讲，它们并不亚于中药的作用。因此，正确合理地调配饮食，坚持下去，会起到药物所不能达到的效果。

2. 什么叫药膳

药膳是中国传统医学知识与烹调经验相结合的产物，是以药物和食物为原料，经过烹饪加工制成的一种具有食疗作用的膳食。它“寓医于食”，既将药物作为食物，又将食物赋以药用；既具有营养价值，又可防病治病、强身健体、延年益寿。因此，药膳是一种兼有药物功效和食品美味的特殊膳食。它可以使食用者得到美食享受,又在享受中,使其身体得到滋补,疾病得到治疗。

3. 外表朴实,内在丰富——山药

山药性甘平、无毒,它具有补脾益肾、养肺、止泻、敛汗之功效,是很好的进补的"食物药"。山药中含有蛋白质、B族维生素、维生素C、维生素E、葡萄糖等多种营养保健成分,具有诱导产生干扰素、增强人体免疫功能的作用。

山药粥:干山药片50克(或鲜山药100克),洗净切片。粳米150克,常法同煮粥,作早晚餐,温服。

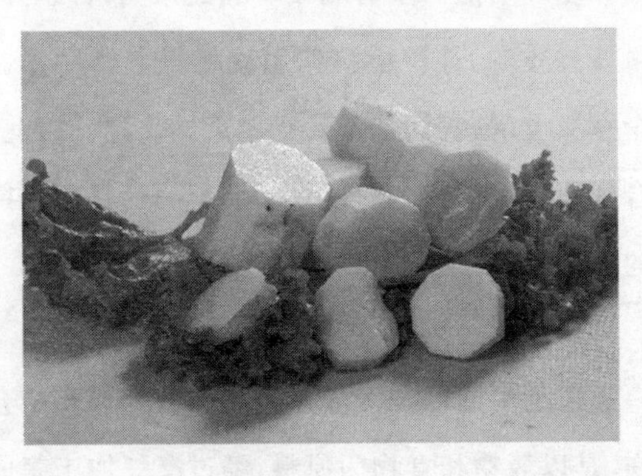

适用于各种肿瘤患者手术、放疗、化疗后等脾肾不足的病症。

山药蔗汁饮：生山药50克，甘蔗汁150克。生山药捣烂，与甘蔗汁调匀，炖热服饮。适用于治疗肺癌呛咳、痰中带血，以及乳房癌、中段食管癌放疗后出现放射性肺炎而干咳不已、痰少、身热、口干咽燥者。

4. 良药不再苦口——好吃又有用的山楂

山楂味酸，性凉、无毒，有消食积、助消化作用。山楂含有丰富的氨基酸、维生素、微量元素等。从山楂中提取的黄酮类化合物，具有较强的抗肿瘤作用，从山楂中提取的多酚类化合物，有阻断黄曲霉毒素的致癌作用。

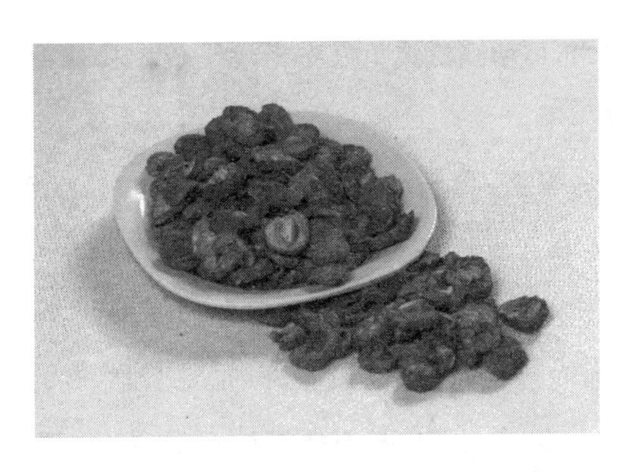

复方山楂粥：鲜山楂（连核）20克，三七3克，粳米100克，蜂蜜30克。将山楂洗净，切片，研碎，入锅，加水浓煎2次，每次30分钟，合并2次煎液；粳

米淘净后入锅，加水适量煨煮成稠粥，粥将成时对入山楂浓煎液、三七粉、蜂蜜，边加边搅，拌匀后煮沸即成。每日早餐温热分服，15 天为 1 个疗程。有健胃利肠，通瘀抗癌功效，适用于胃癌、大肠癌、子宫癌的防治。

5. 既降血糖又抗肿瘤——白扁豆

白扁豆其味甘、性微温，入脾、胃二经。有补脾胃，和中化湿，消暑解毒的功效，主治脾胃虚弱、泄泻、呕吐，暑湿内蕴，脘腹胀痛，赤白带下等病，又能解酒毒。现代药理研究表明，白扁豆具有抗菌、抗病毒作用，可增强机体免疫功能，有一定的降血糖和抗肿瘤作用。

扁豆粥：白扁豆 30 克，粳米 100 克，红糖 20 克，生姜 6 克。将白扁豆洗净，晒干或烘干，研成细粉；生姜洗净后切碎，剁成末。粳米淘净后入锅，加水适量，先以大火煮沸，加扁豆粉、生姜末，搅拌均匀，改以小火煨炖至粥呈黏稠状，调入红糖，煮沸即成。每日早晚餐温热食用。本方有补虚健脾，解毒抗癌等功效。适用于各类癌症患者，对胃癌、大肠癌及其术后化疗、放疗体虚者尤为适宜，坚持服食有辅助治疗作用。

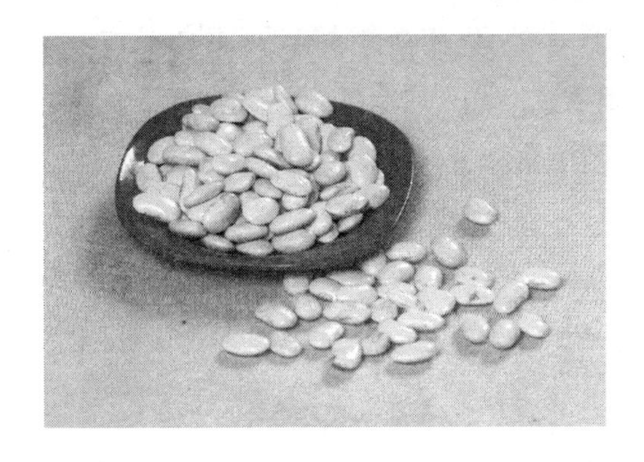

6. 润肺抑癌——百合

百合味甘、性平，有养阴润肺、清心安神之功效。现代医学研究表明，百合可明显提高淋巴细胞转化率和增加液体免疫功能的活性，可抑制肿瘤的生长。

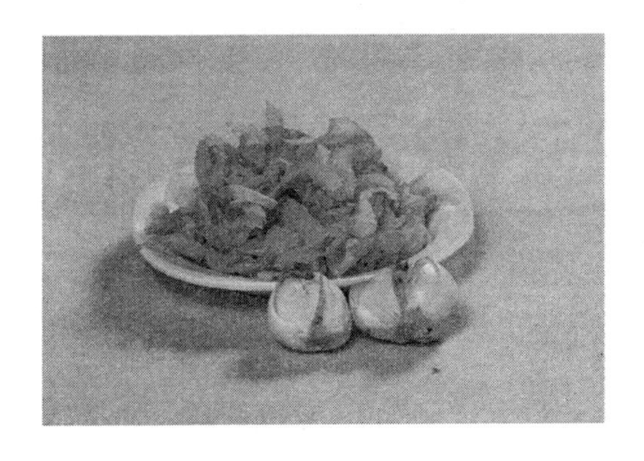

百合饮：新鲜百合 100 克，捣汁服用。每日 1 次，具有抗癌止血的作用，常用于肺癌咯血者。

百合猪肝散：猪肝 1.5 克，野百合 1.5 克，白糖适量。将猪肝烤干后加野百合一起研成粉末，加入适量白糖，每日 3 次，服用，或就餐时一起和其他膳食服用。具有抗癌解毒，养肝益脾的功效。

7. 补血又抗癌——大枣

大枣味甘、性平、无毒。有润心肺，补五脏，补中益气，养血安神之功效。大枣还含有多种活性抗癌物质，如山楂酸、环磷酸腺苷等，具有抗氧化抗肿瘤，降血压，降胆固醇，保肝护肝，提高免疫力，抗过敏等功效。

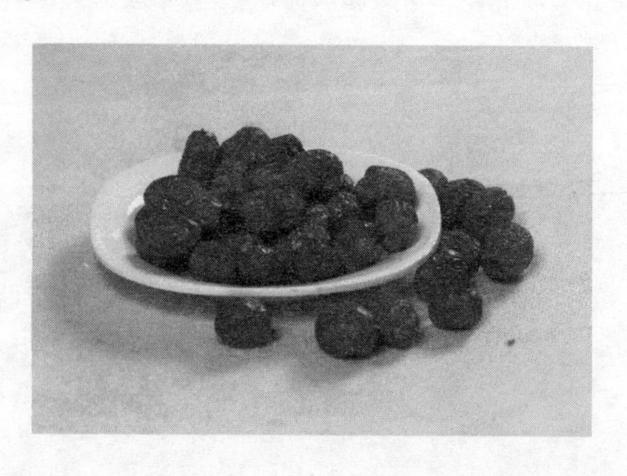

鹤枣饮：仙鹤草 15 克，大枣 5 枚。煎汤代茶饮。一般 10 余剂后热可消退，止汗，胃口改善，可加大剂量继续服用。适用于热毒炽盛的肺癌，具有益气养阴，抗癌的作用。

花生衣大枣汁：花生米 100 克，温水泡 30 分钟取其红衣与干大枣 50 克同煎 30 分钟，加适量红糖调味食用。每日 3 次分服。适用于产后、病后血虚，营养性贫血，恶性贫血，血小板减少性紫癜，癌症经放疗、化疗后血象异常等症。

8. 粒粒皆精华——莲子

莲子性平、味甘涩，入心、脾、肾经。补脾止泻，益肾涩清，养心安神。适用于脾虚久泻，遗精带下，心悸失眠。莲子所含氧化黄心树宁碱对鼻咽癌有抑制作用。

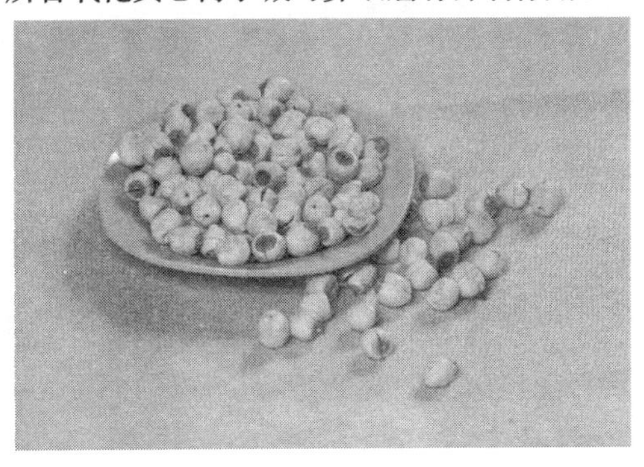

莲子粥：莲子(去芯)30克，粳米100克，白糖少量。将莲子碾如泥状，与粳米同置于锅中，加水如常法煮成粥，加入白糖调味服食。每日食用1～2次，空腹温热食之，可以久食。有健脾益气，益心宁神，抗鼻咽癌的功效。

9. 常食薏苡仁好处多

薏苡仁味甘、性微寒，无毒。有健脾利湿，清热排脓之功效。现代研究本品含多种氨基酸、薏苡类酯、薏苡酯和钙、磷、铁等成分，实验证明本品浸膏对吉田肉瘤有杀灭作用。本品提取物对小鼠腹腔给药可使艾氏腹水癌的腹水中的癌细胞消失，本品对胃癌、宫颈癌、癌性腹水都有一定的疗效。

薏苡仁茶：薏苡仁10克，茉莉花茶3克。用薏苡仁的煎煮液300毫升，冲泡茉莉花茶饮用。冲饮至味淡。可健脾补肺，泄热利湿；降血糖，抗肿瘤。

薏苡仁玉米羹：将薏苡仁50克，玉米50克。同研成粗粉，入锅，加水煮成稠羹。每日2次，服食，当日服完。可促使肠道致癌物质和有毒物及时排出，可防治胃癌、胰腺癌、大肠癌等。